**Rückenschule
in Theorie und Praxis**

Sportiv
Thema

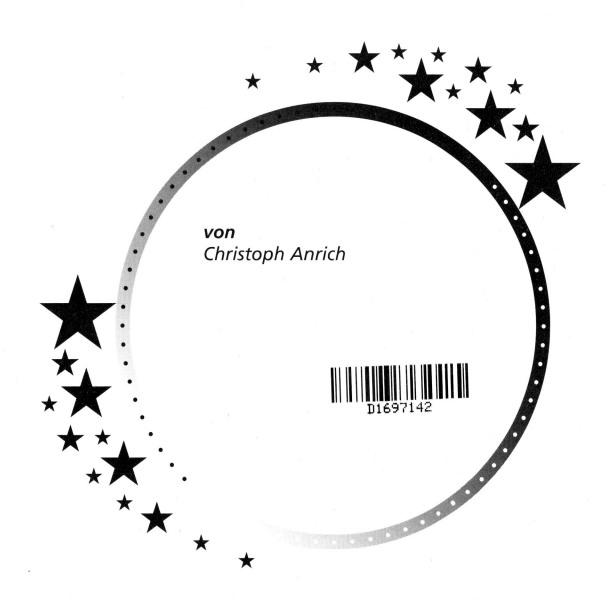

von
Christoph Anrich

Ernst Klett Schulbuchverlag Leipzig
Leipzig Stuttgart Düsseldorf

Sportiv
Thema

Über den Autor:

Christoph Anrich, Sport- und Religionslehrer, ist als Referent für das Oberschulamt Tübingen und das Ministerium für Kultus, Jugend und Sport Baden-Württemberg tätig. Von 1986 bis 1997 erteilte er in Tübingen mit folgenden Schwerpunkten Kurse im allgemeinen Hochschulsport: Fitness mit Musik, Ausgleichsgymnastik, Skifitness- und Zirkeltraining.
In der Fußballausbildung beauftragte ihn das Institut für Sportwissenschaft von 1991 bis 1993 als Lehrkraft für Lehramts- und Diplomkurse. In dieser Zeit trainierte er auch erfolgreich die Universitätsfußballmannschaft der Damen. Als Fußball-, Fitness- und Konditionstrainer leitete und unterstützte er viele Mannschaften im Breiten- und Leistungssportbereich (Tennis, Basketball, Volleyball, Kinderturnen, Seniorensport). Außerdem führte er zahlreiche Fortbildungen zu Themen des »Gesundheitssports« und der Funktionsgymnastik für das Oberschulamt, für Vereine, für den Württembergischen Leichtathletikverband (Freizeit- und Breitensport) und für einzelne Wirtschaftsunternehmen durch.

Quellenverzeichnis:

Die Grafiken auf den Seiten 15, 17, 18, 20, 32 bis 35 und 44 wurden vom Bundesverband der Unfallversicherungsträger der öffentlichen Hand zur Verfügung gestellt und von der motio GmbH erstellt.
Die Fotos auf Seite 35 wurden mit freundlicher Genehmigung aus einem Prospekt für BackUp-Möbel übernommen.

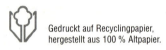
Gedruckt auf Recyclingpapier, hergestellt aus 100 % Altpapier.

1. Auflage   1 5 4 3 2 1 | 2001 00 99 98 97

Alle Drucke dieser Auflage können im Unterricht nebeneinander benutzt werden, sie sind untereinander unverändert. Die letzte Zahl bezeichnet das Jahr dieses Druckes.
Dieses Werk folgt der reformierten Rechtschreibung und Zeichensetzung.
© Ernst Klett Schulbuchverlag Leipzig GmbH, Leipzig 1997. Alle Rechte vorbehalten.

Reproduktion: Ernst Klett Schulbuchverlag Leipzig GmbH
Grafik: motio GmbH, Ernst Klett Schulbuchverlag Leipzig GmbH
Fotos: Christoph Anrich
Druck: Mitteldeutsche Druckanstalt, Dresden-Heidenau
ISBN 3-12-031512-5

Inhaltsverzeichnis

1 Allgemeine Einführung

1.1 Ein jeder trägt sein Kreuz 7
– Ursachen für das »Phänomen« Rückenschmerz
  1. Fehlende Funktionalität bei der Übungsauswahl
  2. Muskuläre Dysbalancen
  3. Monotone Tätigkeiten in der Arbeitswelt
  4. Berufsstress
  5. Falsche Bewegungsabläufe, Arbeitspositionen oder Sitzweisen
  6. Mangelnde Gesundheitserziehung
  7. Falsche Körperpositionen
  8. Pathologische Erkrankungen
– Belastungen für Wirbelsäule und Gelenke vermeiden und reduzieren

1.2 Aufgaben der Rückenschule 11
1.3 Rückenschule im Sportunterricht 11
1.4 Brauchen wir eine Rückenschule im Sportunterricht? 12
1.5 Gesundheitsorientierte didaktische Konzeption 12
– Weiterentwicklung gesundheitsorientierter Aspekte
– Didaktische Überlegungen
  1. Die funktionelle Analyse
  2. Die funktionale Analyse
  3. Die handlungsorientierte Analyse
  4. Die fächerverbindende Analyse
  5. Die ganzheitliche Analyse

2 Theorie zur Rückenschule

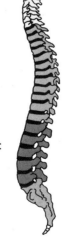

2.1 Die Wirbelsäule und ihre Funktion 17
– Die Bandscheiben
  1. Bandscheibenprobleme und Bandscheibenvorfall
  2. Hexenschuss (Lumbago)
  3. Ischias (Ischialgie)
  4. Gelenkverschleiß (Arthrose)

2.2 Rückenschmerzen im Zusammenhang mit der Muskulatur 19
– Die Rumpfmuskulatur
  1. Die kurzen Rückenmuskeln
  2. Der Rückenstrecker
  3. Der breite Rückenmuskel
  4. Der Trapezmuskel
  5. Die Bauchmuskulatur
  6. Die Brustmuskulatur
– Muskulatur, die zum Verkümmern neigt
– Muskulatur, die zum Verkürzen neigt

2.3 Rückenschmerzen durch muskuläre Dysbalancen 23
– Dysbalancen im Nacken-Schulter-Bereich
  1. Das Schulter-Arm-Syndrom
  2. Das Halswirbelsäulensyndrom
– Dysbalancen im Lendenwirbelsäulenbereich

2.4 Funktionsgymnastik 24
2.5 Gesundheitssport an der Schule 25
– Erweiterte Trainingsgesetze
– Kurze Zusammenfassung und (erweiterte) didaktische Aufgabe
2.6 Prävention und Kompensation 27
2.7 Motivationale Probleme 28
2.8 Rückenschule mit Musik 27
– Gefahren der Musikfitness
– Chancen der Musikfitness
– Musikauswahl und die Bedeutung des Rhythmus
  1. Welche Übung wird mit welcher Musik verbunden?
  2. Das Alter bestimmt die Musikwahl
  3. Der Musikgeschmack der Lehrkraft
– Einsatzmöglichkeiten der Musik in der Rückenschule
  1. Allgemeines Konditionstraining mit Musikunterstützung
  2. Didaktische Hinweise für Differenzierungsmöglichkeiten
  3. Rückenschule mit Musikunterstützung
  4. Rückenschule mit Musik als Zirkeltraining
  5. Entspannungsübungen mit Musik
  6. Programme für besondere Aufgabenstellungen mit Musik

2.9 Rückenschonende Körperhaltungen und Arbeitspositionen 32
– Rückenschonendes Stehen
– Rückenschonendes Tragen
– Rückenschonendes Heben
– Rückenschonendes Sitzen
– Rückenschonende Körperdrehungen
– Rückenschonendes Absetzen von Lasten
– Rückenschonendes Liegen
– Rückenschonendes Aufstehen
– Ratschläge bei sitzenden Tätigkeiten

2.10 Sitzplatzgestaltung in der Schule und am Arbeitsplatz 35

3 Trainingslehre der Rückenschule

3.1 Allgemeine Prinzipien für den Übungsaufbau 36
– Allgemeine Trainingsgesetze
– Wichtigste Regeln zum Übungsaufbau

3.2 Allgemeine Prinzipien für die Bauchkräftigung 37
– Atmung
– Lendenwirbelsäule
– Funktionalität bei den Übungen
– Belastungsintensität und Differenzierungsmöglichkeiten

3.3 Allgemeine Prinzipien für die Rückenkräftigung 37
– Rumpfkräftigung und das Verhältnis zu Mobilisation und Dehnung
– Dynamik und Bewegungsgenauigkeit
– Bewegungshinweise und Korrekturen
– Rückenschmerzen beim Training

- 3.4 **Allgemeine Prinzipien für Dehnübungen (Stretching)** *38*
  - Körpertemperatur und Körperhaltung
  - Dynamik und Intensität
  - Zeitpunkt, Regelmäßigkeit und Wiederholungszahl der Dehnung
  - Eigenwahrnehmung (un)geeigneter Dehnübungen
  - Methode der gehaltenen Dehnung modifiziert nach SÖLVEBORN
  - Stretching – Muskeln und Gelenke
  - Reihenfolge der zu dehnenden Muskulatur
  - Verletzte Muskulatur
  - Partnerstretching
- 3.5 **Allgemeine Prinzipien für die Beachtung der Gelenke** *40*
  - Allgemeine Trainingsgesetze
  - Gelenke und Muskeln
  - Gelenke und Gelenkverbindungen
- 3.6 **Allgemeine Prinzipien für das Aufwärmen** *41*
- 3.7 **Entwicklungspsychologische Kriterien für die Rückenschule** *41*
  - Differenzierung für verschiedene Altersgruppen
  - Altersgemäße Aufgabenstellungen
    1. Vorpubertät (8–13 Jahre)
    2. Pubeszenz (13–14 Jahre)
    3. Adoleszenz (15–16 Jahre)
    4. Rückenschule im fortgeschrittenen Alter
- 3.8 **Ökonomische Aspekte für die Rückenschule** *44*
  - Ökonomische Aspekte für die Rückenschule innerhalb volkswirtschaftlicher Überlegungen
  - Ökonomische Aspekte für eine Rückenschule im Leistungssport
  - Ökonomische Aspekte und Bildungsauftrag

4 *Praxisteil – Übungen*

- 4.1 **Möglichkeiten in den Schulen** *47*
  - Gesundheitliche Aspekte der bewegten Rückenschule
  - Ziele einer »Bewegenden Rückenschule«
  - Möglichkeiten in den beruflichen Schulen
  - Ein Trainingsprogramm für alle
- 4.2 **Kreislaufaktivierung und Mobilisation** *51*
- 4.3 **Mobilisation und Dehnung (Stretching)** *52*

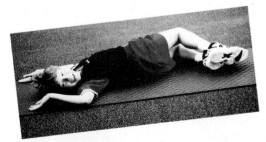

  - Mobilisation und Dehnung – Oberer Rumpf, Nacken, Schultern und Arme
  - Mobilisation und Dehnung – Rumpf
  - Mobilisation und Dehnung – Lendenwirbelsäule
  - Dehnung der Bein- und Hüftmuskulatur

- 4.4 **Stabilisierung und Kräftigung** *64*
  - Ganzkörperübungen
  - Kräftigung des oberen Rumpfbereichs
  - Kräftigung des Rücken- und Rumpfbereichs
  - Kräftigung des Bauchbereichs
  - Kräftigung des Hüft- und Gesäßbereichs
- 4.5 **Regeneration und Entspannung** *78*
  - Regenerationsübungen und Cool-down
  - Entspannungsübungen
    1. Die progressive Muskelentspannung
    2. Autogenes Training
    3. Phantasiereise
- 4.6 **Schülergerechte Rückenschule mit Ball** *81*
  - Mobilisations- und Dehnungsübungen mit Ball
  - Kräftigungsübungen mit Ball

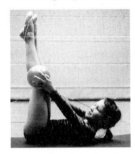

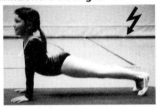

- 4.7 **Partnerübungen** *87*
  - Dehnungsübungen mit Partner
  - Kräftigungsübungen mit Partner
- 4.8 **Unfunktionale Übungen** *89*

5 *Rückenschule in verschiedenen Sportarten*

- 5.1 **Volleyball** *91*
- 5.2 **Fußball** *92*
- 5.3 **Basketball** *92*
- 5.4 **Handball** *93*
- 5.5 **Tennis, Badminton, Squash** *93*
- 5.6 **Schwimmen** *93*
- 5.7 **Radfahren** *93*
- 5.8 **Jogging, Walking** *93*
- 5.9 **Turnen, Rhythmische Sportgymnastik** *94*
- 5.10 **Bodybuilding** *94*

6 *Anhang*

Glossar *95*
Literatur *96*

Vorwort

Zu den am meisten verbreiteten Zivilisationskrankheiten zählen Verschleißerscheinungen an der Wirbelsäule. Deren Diagnostik und Therapie leistet einen beträchtlichen Beitrag zur Kostenentwicklung im Gesundheitswesen. Nicht alleine das schwer körperlich arbeitende Individuum ist mit Rückenproblemen behaftet, zahlenmäßig in ähnlicher Höhe sind Menschen mit »sitzenden« Berufen von Rückenschmerzen auf der Basis degenerativer Bandscheibenerkrankungen betroffen. Zahlreiche Patienten müssen wegen wiederkehrender Wirbelsäulenbeschwerden vorzeitig ihre berufliche Tätigkeit aufgeben.

Neben der individuellen Einschränkung der Belastbarkeit und des Leistungsvermögens, mithin einer im wahrsten Sinne des Wortes beeinträchtigten Lebensqualität, stellt der im angloamerikanischen Sprachraum unter dem Terminus »Back Pain« bekannte schmerzhafte Symptomenkomplex im negativen Sinne einen bedeutenden Wirtschaftsfaktor dar. Es sei daher die Frage gestattet, welche Ursachen für diese weit verbreitete Erkrankung angeschuldigt werden können bzw. wie diesen präventiv entgegengewirkt werden kann. Liegt die Ursache darin, dass in der Entwicklungsgeschichte des Menschen der Übergang vom Vier- zum Zweibeiner »wirbelsäulenmäßig« nicht verkraftet werden konnte? Stellen mangelhaftes Körperbewusstsein, chronischer Bewegungsmangel und/oder unphysiologische Belastungen des Achsenorgans die entscheidenden Ursachen dar? Oder liegt es ganz einfach daran, dass die Wirbelsäule für eine ein Menschenleben lang währende Belastung, wie sie zwangsläufig durch die gestiegene Lebenserwartung nunmehr zustande kommt, von ihrem Bauplan bzw. ihrer Ausstattung her in keinster Weise geeignet ist?

So ganz genau wissen wir dies nicht, denn die Medizin, in diesem Fall die orthopädische Sparte derselben, ist keine mathematische und damit berechenbare Naturwissenschaft. Nicht jeder, der seine Rücken- und Bauchmuskulatur stets ausreichend trainiert hat, bleibt frei von Wirbelsäulenbeschwerden. Auch nicht jeder, der sich eine ausgesprochen schlechte Haltung angewöhnt hat, muss sein »Kreuz« mit dem Kreuz bekommen. Manche Menschen, die vom klinischen und röntgenologischen Aspekt her eine einwandfreie Wirbelsäule aufweisen, leiden unter maximalem »Back Pain«, nicht selten aufgrund einer unverarbeiteten psychischen Problematik.

Angesichts eines solchen unübersichtlichen Szenario ist es nicht einfach, Vorstellungen zu präventiven Maßnahmen im Hinblick auf das Vermeiden von Rückenbeschwerden zu entwickeln. Die Beobachtung, dass eine gute Rückenstreck- und Bauchmuskulatur auch radiologisch weit fortgeschrittene Bandscheibenerkrankungen zu kompensieren vermag, ist ein wichtiger Ansatz zur individuellen Prophylaxe. Man stellt sich vor, dass diese Muskelgruppen die Wirbelsäule auf dem Becken sozusagen zu halten haben, was vergleichbar die Wanten eines Segelschiffes mit dem Mast auf einem Bootskörper tun. Sind die Wanten schwach, bricht der Mast; sind sie kräftig, droht ein solcher folgenschwerer Mastbruch auch bei steifer Brise nicht.

Exakt dieser Thematik hat sich Christoph Anrich in seiner »Rückenschule« gewidmet. Ausgehend von der Erkenntnis, dass jeder sein »Kreuz« zu tragen habe, demonstriert er in Wort und Bild, wie man dem Rückenschmerz vorbeugend entgegenwirken kann. Nach einer allgemeinen Einführung, die sich neben epidemiologischen Studien speziell der Ursachenforschung sowie verschiedenen analytischen Ansätzen widmet, geht er auf die theoretischen Grundlagen der Rückenschule ein. Auf die Darstellung der anatomischen Grundlagen folgt die Beschreibung pathophysiologischer Ursachen des Wirbelsäulenschmerzes, wonach geeignete Maßnahmen zur Prophylaxe aufgelistet werden. Einem Kapitel »Trainingslehre der Rückenschule« schließt sich deren praktische Umsetzung im Detail in einem nachfolgenden Kapitel an. Die jeweiligen Übungen werden anschaulich in Wort und Bild vorgeführt. Im speziellen Teil seiner Ausführungen befasst sich der Autor mit der Rückenschule bezogen auf bestimmte Sportarten.

Mit dem Buch füllt Herr Anrich eine Lücke in der Gesundheitserziehung insbesondere im Hinblick auf die Möglichkeiten der Prävention. Das sehr anschaulich gestaltete Werk kann sowohl hinsichtlich des Textteiles als auch in Bezug auf eine reichhaltige Bebilderung als ausgesprochen gelungen bezeichnet werden. Dem Verfasser selbst ebenso wie seiner Zielgruppe, im engeren Sinne also jedem gesundheitsbewussten Menschen, kann von meiner Seite aus nur eine möglichst weite Verbreitung dieses potentiellen Standardwerks für die Prävention des »Back Pain« gewünscht werden. Ich zweifle nicht daran, dass die sehr lebendige und illustrative Darstellung eines nur auf den ersten Blick »trockenen« Themas diesem Ziel sehr nahe kommen wird.

Tübingen im Oktober 1997
Prof. Dr. med. K. Weise

Seit es den Sport und die Leibeserziehung in der Schule gibt, sind Fragen der Gesundheit ein wichtiges Thema für sie. Das gilt nun seit fast 200 Jahren. Gesundheit diente der Begründung ihrer Notwendigkeit, lieferte Kriterien für die Bestimmung ihrer Ziele und Orientierungen für ihre inhaltliche Auswahl. Tatsächlich wissen wir bis heute über die wirklichen gesundheitlichen Wirkungen der Leibesübungen noch vergleichsweise wenig. Zwar ist manches exakt untersucht, anderes bleibt auf Vermutungen angewiesen. Gesundheitliche Defizite und Mängel zeigen sich eher an den Folgen, wenn sportliche Betätigung und Leibeserziehung fehlen oder wenn sie nur mangelhaft angeboten werden. Dann sehen wir, wie notwendig sie für Erziehung, Bildung und Entwicklung und deren Förderung ist.

Wichtig ist dabei nicht nur die unmittelbare Einwirkung auf die gesundheitliche Entwicklung durch geeignete Maßnahmen praktischer und theoretischer Art. Wichtig ist vor allem auch die gezielte Vorbereitung auf das Leben nach der Schule. Alle Lehrerinnen und Lehrer, die in der Schule tätig sind, wissen, wie schwer es ist, gesundheitliche Fragen zu behandeln und gesundheitsfördernde Aktivitäten zu vermitteln, weil sie für die meisten Kinder und Jugendlichen oft weit von ihrem alltäglichen Leben entfernt liegen. Es ist deshalb auch schwer, sie langfristig zu einer gesundheitlich angemessenen Lebensweise zu erziehen.

Im Rahmen einer gesundheitsbewussten Lebensweise spielt der Rücken eine besondere Rolle. Rückenschwächen und -schäden gehören heute zu den verbreiteten Erkrankungen. Sie gehören aber nicht zu denen, denen man nicht vorbeugend entgegenwirken könnte. Allerdings sind dazu gezielte Übungsprogramme erforderlich und für deren Vermittlung benötigen die Lehrenden ein fundiertes Wissen.

Es ist das Verdienst dieses Buches, solche Programme und ihre theoretischen Grundlagen und Begründungen in umfangreicher, anschaulicher und verständlicher Form anzubieten und Lehrerinnen und Lehrern, Übungsleiterinnen und -leitern sowie Trainerinnen und Trainern damit eine große Auswahl geeigneter Übungs-, Trainings- und Unterrichtsformen zu liefern. Die angebotenen Formen eignen sich nicht nur für die Schule, sondern auch für Vereine und außerschulische Einrichtungen; auch bei Erwachsenen lassen sie sich wirkungsvoll einsetzen. Für alle Bereiche, Zielgruppen und Leistungsstufen bietet das Buch Anregungen, Hinweise und umfangreiche Inhalte. Ihm ist eine weite Verbreitung und Nutzung zu wünschen.

Tübingen im Oktober 1997
Prof. Dr. Ommo Grupe

Statistisch gesehen steigt die Anzahl der Schüler und Berufstätigen mit Haltungsschwächen sowie Personen mit Rücken- oder Nackenschmerzen. Über 80% aller Menschen leiden mindestens einmal in ihrem Leben unter Rückenbeschwerden. Viele Sportler suchen wegen Rückenproblemen regelmäßig Experten auf, um medizinischen Rat zu erhalten oder sie gehen in die krankengymnastische Behandlung.

Der durch Rückenprobleme verursachte Leidensdruck ist besonders im fortgeschrittenen Alter groß. Selbst weniger starke Rückenprobleme schränken das persönlich empfundene Wohlbefinden ein. Aus diesem Grund wird es zunehmend wichtiger, über die verschiedenen Ursachen solcher Schmerzen aufzuklären und über deren Bewältigungsmöglichkeiten zu informieren.

Da die Ursachen für Rückenbeschwerden immens vielfältig sind, kann nur eine Auswahl behandelt werden. Deswegen sind die Handlungshinweise und Informationsmöglichkeiten begrenzt. Es können einige Ursachen für Rücken- und Gelenkschmerzen, wie z.B. bedingt durch Zeckenbisse oder psychische Spannungen, in diesem Lehrbuch nicht vertieft werden.

Aus diesem Grund stellt die vorliegende **Rückenschule** kein Patentrezept gegen alle möglichen Rückenschmerzen dar.

Mit dieser **Rückenschule** sollen Sie anhand von Unterscheidungskriterien geschult werden, zukünftig gesundheitsfördernde von gesundheitsbedenklichen Übungen besser differenzieren zu können.

In Theorie und Praxis wird zum einen ein nach Trainingsgesetzen sinnvoller Aufbau für eine Rückenschule vorgestellt, zum anderen werden Übungen aufgezeigt, die aufgrund der funktionalen Analyse bedenklich sind. In diesem Sinne möchte diese **Rückenschule** den interessierten Leser zum verantwortlichen Umgang gegenüber seinem eigenen Körper einladen.

Die primären Ziele der **Rückenschule** sind: Durch Dehnungs- und Kräftigungsübungen sollen Haltungsschwächen reduziert, Haltungsschäden prophylaktisch verhindert oder minimiert und die Entstehung von chronischen Rückenschmerzen vorbeugend vermieden werden. Bei bereits bestehenden Rückenproblemen soll eine Linderung der Schmerzen und eine langfristige Besserung erreicht werden. Zugleich soll Sie die **Rückenschule** vor erneuten Rückenbeschwerden bewahren. Anhand von klaren Unterscheidungsmerkmalen sollen Sie ein Gefühl für eine günstige Körperhaltung entwickeln. Die **Rückenschule** vermittelt in verständlicher Weise Bewegungstechniken, die eine Wirbelsäulenaufrichtung unterstützen.

Natürlich gefährdet ein ungesunder Lebensstil, eine falsche Körperhaltung oder nachlassendes Training den Erfolg und können erneut Rückenbeschwerden auslösen.

Besonders möchte ich mich bei den Firmen *erima* und *adidas* für die Ausstattung der Modelle bedanken. Ein herzliches Dankeschön gilt auch den Modellen, die sich mit Engagement für die Fotos zur Verfügung gestellt haben und Meike Anrich, Dr. Eberhard Gekeler und Dr. Daniel Wesely für die Durchsicht des Manuskriptes. Nicht unerwähnt darf der *Bundesverband der Unfallversicherungsträger der öffentlichen Hand (BAGUV)* bleiben, der die meisten Grafiken für das Buch zur Verfügung gestellt hat. Für die Erstellung der Grafiken ist die *motio GmbH* verantwortlich. Sie bietet für Ausgleichsübungen am Arbeitsplatz Fortbildungsseminare an. Über das *Institut für ganzheitliche Bewegungs- und Gesundheitsprogramme,* Ehrmannstraße 6, 76135 Karlsruhe, Tel. (07 21) 82 06–451; Fax. (07 21) 82 06–459 erhalten Sie nähere Informationen.

Ich bin für Anregungen dankbar, die Sie mir zum Thema »Vermeidung von Rückenschmerzen« zukommen lassen.

Tübingen im Oktober 1997
Christoph Anrich

1 Allgemeine Einführung

Bewegungsabläufe im Sportunterricht handlungs- und zielorientiert zu analysieren, steht in trainingswissenschaftlicher und pädagogischer Tradition. Trainingslehre, Sportmedizin, Bewegungslehre und Fachdidaktik bereichern sich mit ihren Erkenntnissen dabei gegenseitig.

Seit den 80er-Jahren findet in der Sportpraxis eine intensivierte bewegungsanalytische Betrachtung des Körpers bei sportlichen Bewegungsabläufen statt.

Ein Grund ist wohl, dass Sportverletzungen, trotz wissenschaftlicher Fortschritte, die Gesundheit der Sportler gefährden. Trainingsprozesse werden inzwischen verstärkt daraufhin untersucht, ob die praktizierten Trainingsgewohnheiten Ursachen für Muskelverhärtungen, Zerrungen oder andere Sportverletzungen sein können.

Das Augenmerk der Bewegungsanalyse konzentriert sich auf den aktiven und passiven Bewegungsapparat: Gelenk- und Muskelfunktionseinheiten. Durch die Bewegungsanalyse wird kontrolliert, ob sich bei einer Dehnstellung alle beteiligten Muskeln und Gelenke in der richtigen Position befinden. Aber auch die Qualität ganzer Bewegungsabläufe wird überprüft. Beispiel:

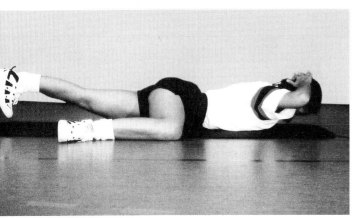

Durch das angewinkelte Bein und die Kopfhaltung wird eine Überbelastung der Lendenwirbelsäule vermieden. Bein und Oberkörper sind optimal angehoben. Auch die Trainingswirkung ist intensiv und fördert die Rückenmuskulatur.

Es können Trainings- oder Unterrichtseinheiten und Einzelübungen daraufhin bewertet und optimiert werden. Im Anschluss der Analyse können verbesserte Bewegungsabläufe eintrainiert werden.

In der Sportpraxis greifen Übungsleiter und Sportlehrer die Erkenntnisse der Bewegungsanalyse verstärkt auf. Aus diesem Grund werden funktionsgymnastische Körperübungen, wie die gehaltenen Dehnübungen (Stretching), jedoch in verschiedenen Varianten, in den Trainingsprogrammen aufgenommen.

Durchgesetzt hat sich eine sensiblere Art des Dehnens, weil sie sich in der Praxis bewährt. Der Vorteil gegenüber dynamischen Dehnübungen besteht darin, dass es nicht durch ruckartiges Zerren zu Muskelverletzungen kommt.

Die **Rückenschule** will nichts Neues entwickeln, sondern greift die Gesetzmäßigkeiten der Bewegungsanalyse und Funktionsgymnastik auf und setzt diese Erkenntnisse konsequent um. Aus diesem Grund kann der Übungsleiter oder Trainierende relativ schnell ein Ausweichen vom optimalen Bewegungsablauf bei sich selbst oder bei anderen erkennen und korrigieren.

Solche funktionsgymnastischen Überlegungen und Übungen ersetzen zahlreiche über Jahre hinweg praktizierte Übungsformen, weil die Bewegungsanalyse nachweisen kann, dass die Wirkung der traditionellen Gymnastik heute teilweise nicht mehr zu verantworten ist. Durch unfunktionale gymnastische Übungen oder bedingt durch eine aus heutiger Sicht unangemessene Bewegungsdynamik während der Übung, schmerzten vielen Sportlern nach dem Training Muskeln und Gelenke. So manche Rückenschmerzen wurden durch das falsche Training produziert. Nicht selten wurden solche Schmerzen sogar als Zeichen dafür angesehen, dass man intensiv und »gut« trainiert hat.

Gesundheit und körperliches Wohlbefinden fallen uns nicht einfach wie ein reifer Apfel zu. Ebenso entstehen Bewegungsmangelkrankheiten nicht zufällig, sondern durch eine der Gesundheit zuwiderlaufende Lebensweise. Haltungsprobleme und Rückenschmerzen stellen deswegen zumeist nicht ein unabwendbares Schicksal dar.

> *Provozierend könnte man formulieren:*
> *Wir erleiden nicht Rückenschmerzen, sondern*
> *wir fügen uns selbst Rückenschmerzen zu!*

Diese **Rückenschule** will eine körperschonende Alternative aufzeigen. Sie soll vermitteln, wie eine intensive körperliche Belastung möglich ist, ohne dass Rücken- und Gelenkschmerzen oder Muskelprobleme danach auftreten. Anhand von Trainingsgesetzen und verschiedenen Belastungsintensitäten können untrainierte Einzelpersonen, heterogene Schülergruppen, aber auch Leistungssportler und Spitzenathleten sanfte Übungen für ihren Körper und insbesondere für den Rumpf-Rücken-Bereich durchführen.

1.1 Ein jeder trägt sein Kreuz

Unser heutiger Lebensstil belastet Gelenke und Bewegungsapparat. Deswegen sind viele Menschen, was den Gelenkverschleiß angeht, älter als sie chronologisch eigentlich sind.

Versicherungen, Bewegungsanalytiker, Biomechaniker, Sportmediziner und Krankengymnasten bemühen sich vielfach herauszufinden, wie in den einzelnen Berufen oder in der Schule Gelenk- und Kreuzschmerzen durch verantwortliches Handeln vermieden werden könnten. Rückenleiden sind inzwischen eine Volkskrankheit, die öffentlich kaum thematisiert wird, obwohl bei den Betroffenen die Lebensqualität darunter leidet.

Wer einmal intensive Rückenschmerzen durchlitten hat, der wird eine Wiederholung der Schmerzen vermeiden wollen. Zukünftig muss eine schonende Körper- beziehungsweise Arbeitshaltung verstärkt eingeübt werden. Denn nur wer gesund und schmerzfrei lebt, fühlt sich in der Lage, die anfallenden Aufgaben mit Freude anzugehen. Eine wichtige Botschaft, aber auch Zielsetzung für diese **Rückenschule** lautet:

> Die durch Bewegungsmangel selbst verschuldeten Rückenschmerzen können vermindert und Schwächen im Bewegungsapparat können zumindest zum Teil ausgeglichen werden.

Schüler, alle Bevölkerungsteile, wie Facharbeiter, Büroangestellte oder Hausfrauen sind Einflüssen ausgesetzt, die Verspannungen fördern oder Ausweichbewegungen begünstigen. Die gesellschaftliche Relevanz, Kreuzschmerzen zum Thema zu machen, kann an einigen Fakten verdeutlicht werden:

- Der Rücken ist eine Schlüsselstelle für unser Wohlbefinden.
- Über 80 % der Menschen in Deutschland haben im Laufe ihres Lebens Probleme mit dem Rücken und klagen über Schmerzen. Neuere bundesweite Untersuchungen zeigen auf, dass ca. 85 % aller deutschen Schüler haltungsschwach sind.
- Die moderne Gesellschaftsstruktur förderte die »Zivilisationskrankheit Rückenschmerz« (Stillsitzen in der Schule, Bewegungsmangel, Freizeitverhalten, Fehlbelastungen, Technisierung der Arbeitswelt, ...)
- Die Sportpraxis der Vergangenheit hatte für den Rücken nur manchmal einen gesundheitlichen Trainingswert.

Das Programm der Rückenschule stellt eine Gesundheitsprophylaxe (Vorsorge) für jedermann dar. Ein wichtiges Anliegen ist die Gesunderhaltung des Körpers und die Steigerung des Wohlbefindens. Dadurch kann auch die Leistungsfähigkeit und Leistungsbereitschaft erhöht werden. Um Bewegungsmangelkrankheiten in den Griff zu bekommen, sollten in der Schulzeit regelmäßige und stabile Trainingsgewohnheiten aufgebaut werden, die möglichst ein Leben lang anhalten.

Um nicht ständig von anderen abhängig zu sein, scheint eine Verbesserung der persönlichen Handlungskompetenz die dringlichste Aufgabe zu sein. Schüler, Sportler aber auch Einzelpersonen müssen auch ohne ständige Anweisung oder Kontrolle trainieren lernen.

■ *Ursachen für das »Phänomen« Rückenschmerz*

Wie schon in der Einleitung erwähnt, werden in diesem Lehrbuch nicht alle Rückenprobleme thematisiert. Besonders die medizinischen, vertebralen und extravertebralen Ursachen werden in diesem Werk nicht fachlich aufgearbeitet, da sie spezielles traumatologisches und orthopädisches Fachwissen erfordern.

Die wichtigsten Ursachen für Rückenprobleme sollen erst einmal kurz erwähnt werden. In späteren Kapiteln können interessierte Leser diese zentralen Punkte vertiefen.

1. Fehlende Funktionalität bei der Übungswahl
Bei diesem Beispiel werden die Beine gestreckt auf und ab bewegt. Die Absicht, die Bauchmuskulatur zu kräftigen, wird mit dieser Übung kaum erreicht. Dafür wird die Hüftbeugemuskulatur trainiert, die aber zum Verkürzen neigt und deswegen für Kreuzschmerzen mitverantwortlich ist. Bei einer sehr dynamischen Bewegungsausführung wird zusätzlich eine Hohlkreuzstellung hervorgerufen.

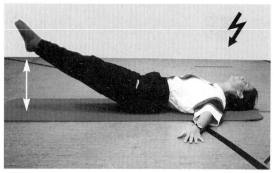

Diese unfunktionale Übung führt zur Holkreuzbildung, Kräftigung der Hüftbeugemuskulatur und später dann eventuell zu Rückenbeschwerden.

2. Muskuläre Dysbalancen
Einseitige Bewegungen (z. B. Laufen ohne Dehnung), verkürzte Muskulatur (z. B. die Hüftbeuger, Rückenstrecker), schwache Bauchmuskulatur (neigt zum »Verkümmern«) und/oder Fehlbelastungen (z. B. Kräftigung der verkürzten Muskulatur) sind Ursachen für muskuläre Dysbalancen.

Bei vielen Sportarten wird besonders die Beinmuskulatur gefordert. Werden die Muskeln wiederholt nicht gedehnt, erhöht sich die Verletzungsgefahr. Da der gerade Oberschenkelmuskel seinen Ursprung am Becken hat, fördern Verkürzungen dieses Muskels die Entstehung einer Beckenkippung, die wiederum zu Lendenwirbelsäulenproblemen führt.

3. Monotone Tätigkeiten in der Arbeitswelt
Monotone Tätigkeiten in Schule und Beruf führen zu Fehl- bzw. Überbelastungen und Fehlstellungen zu Verkrampfungen. Wiederholen sich Bewegungen einseitig, wie z. B. auf dem Bau, bei Kassierern oder Zahnärzten sind schmerzhafte Muskelverspannungen und Gelenkschmerzen nur eine Frage der Zeit. Die Häufigkeit und Stärke der Rückenschmerzen nehmen mit der Dauer der monotonen Tätigkeit zu. Die Beschwerden können dann zu chronischen Rückenschmerzen führen.

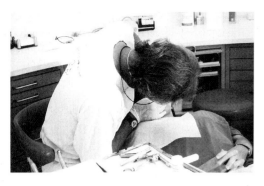

Monotone Arbeiten und einseitige Körperhaltungen bzw. Bewegungen führen schnell zu Muskelverspannungen und später zu Rückenbeschwerden.

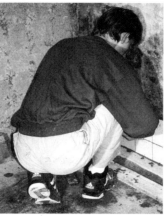

4. Berufsstress

Der Berufsstress (Disstress), die »gebeugte« Lebensführung und eine falsche Atmung unterstützen Verspannungen, die zum Kreuzschmerz führen können. Psychische Belastungen und Stresssituationen begünstigen die Entstehung von muskulären Verspannungen. Soll jemandem der Rücken gestärkt werden, müssen auch manchmal dessen zu verantwortenden Lasten reduziert werden.

5. Falsche Bewegungsabläufe, Arbeitspositionen oder Sitzweisen

Sie führen zu Verschleißerscheinungen. Wenn bei Arbeiten die Körperhaltung nicht wirbelsäulengerecht eingenommen wird, zeigen sich im Laufe der Zeit Verschleißerscheinungen oder spontane Beschwerden mit teilweise intensiven Schmerzen (z. B. Bandscheibenvorfall). Im Bild wird das Papier mit fast gestreckten Beinen aufgehoben. Dabei entstehen große Zugbelastungen an der Lendenwirbelsäule.

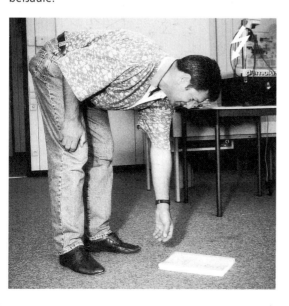

6. Mangelnde Gesundheitserziehung

Der Aspekt der Gesundheitserziehung wird fächerübergreifend häufig zu wenig umgesetzt oder ist noch nicht im Bewusstsein der verantwortlichen Personen. So muss zum Beispiel der Schulsport, will er trainingswirksam eine Veränderung (Superkompensation) bewirken, wesentlich intensiver die Schüler fordern und fördern. Der Schulsport benötigt teilweise jedoch eine Umorientierung oder eine gesundheitsorientierte Schwerpunktsetzung.

7. Falsche Körperpositionen

Für degenerative Erkrankungen der Wirbelsäule sind die axiale Druckbelastung durch den aufrechten Gang und der verlangsamte Stoffaustausch im Zwischenwirbelabschnitt mit der damit verbundenen Bandscheibenveränderung verantwortlich. Treten solche Erkrankungen auf, wurde meist eine richtige Körperposition, bei der die Bandscheiben als Puffer funktionieren, nicht eingehalten.

8. Pathologische Erkrankungen

Kreuzschmerzen können durch eine Vielzahl von pathologischen Erkrankungen ausgelöst werden. Nur wenige sollen an dieser Stelle kurz genannt werden: Unterschiedlich lange Beine führen zu Beckenschiefstellung und muskulären Verspannungen. Die Scheuermannsche Krankheit ist eine Entwicklungsstörung im jugendlichen Alter; kennzeichnend ist eine verstärkte Kyphosierung der Brustwirbelsäule.

Daneben gibt es noch eine ganze Reihe weiterer Diagnosen für Rückenschmerzen, z. B. entzündlich bedingte Erkrankungen, auf die aber in diesem eher didaktisch ausgerichteten Lehrwerk nicht eingegangen wird.

Die aufgeführten Ursachen für Rückenprobleme können beseitigt werden. In den meisten Fällen ist eine sanfte Bewegung auch bei bestehenden Rückenschmerzen vernünftig. Denn der Körper ist ein lebender Organismus und baut sich ständig um. Bei einer Ruhestellung laufen diese Umbau- und Erneuerungsprozesse langsamer ab. Eventuell werden Versorgungswege durch eine von außen verordnete Ruhigstellung sogar gestört. Wird Sport nicht übertrieben, dann werden aktive Menschen immer weniger an Rückenschmerzen leiden als Bewegungsmuffel. Nur wenn rückenschonende Grundprinzipien beim Sporttreiben unbeachtet bleiben, können Rückenschmerzen auftreten.

Eine Ruhigstellung der Gelenke ist selten eine geeignete Therapie gegen Rückenschmerzen. Deshalb: Jede Minute, die mit sinnvoller Bewegung verbracht wird, ist nicht umsonst.

■ Belastungen für Wirbelsäule und Gelenke vermeiden und reduzieren

Die Wirbelsäule und Gelenke reagieren auf Fehl- und Überbelastungen mit Abnutzungssymptomen. Im Leistungssport wird in vielen Lehrbüchern eine zunehmende Spezialisierung auf die jeweilige Sportart, verbunden mit hochspezifischen Trainingsmethoden als richtige Wettkampfvorbereitung propagiert. Diese Spezialisierung kann Gelenke über das empfohlene Maß hinaus strapazieren und Sportschäden bewirken. Einseitige hohe Trainingsbelastungen, sei es für die Vorbereitung auf das Sportabitur oder als zunehmende Trainingsintensivierung auf einen bevorstehenden Wettkampf, kann als Überbelastungsreaktion zu lokalen Reizungen und zu speziellen Sportverletzungen führen.

Natürlich können einseitige Bewegungsabläufe bei Gelegenheitssportlern und in der »Alltagsmotorik« vergleichbare Probleme am Bewegungsapparat verursachen. So wirkt sich beispielsweise umfangreiches und wiederholtes Tennisspielen auf stumpfem Boden nach langer Spielpause oder das lange unergonomische Sitzen ungünstig auf die (Wirbel-)Gelenke aus.

Eine Reflexion über Trainingsgewohnheiten ist spätestens bei den ersten schmerzhaften Symptomen notwendig. Treten Rückenschmerzen auf, dann können im Übungsablauf bewusst neue Übungen mit den bereits etablierten verglichen werden. Dabei sollen die Sportler sich für körperentlastende Bewegungsabläufe sensibilisieren und funktional bessere Übungen zukünftig in den Trainingsablauf integrieren.

Die Trainierenden sollten aufgefordert werden, »in ihren Körper hineinzuhören«. Durch beispielsweise die Frage danach, welche Körperhaltung als angenehm empfunden wird, ist es möglich, die persönliche Körperwahrnehmung zu sensibilisieren. Im Training und im Alltagsleben kann man sich ungünstig und belastend oder rückenschonend und entlastend bewegen. Wenn rückenschonende Übungen oder entlastende Körperpositionen wählbar sind, sollten diese Alternativen prinzipiell bevorzugt werden.

Die folgende Übersicht will an wenigen, ausgewählten Beispielen mögliche Ursachen für **Überbelastungen** an der Wirbelsäule und den Gelenken darstellen.

Übung	Belastungsart
Der Übungspartner wird auf dem Rücken oder den Schultern getragen	Es entsteht eine hohe Belastung für die Wirbelsäule (besonders, wenn der Rücken gekrümmt wird) und das Kniegelenk (besonders bei Rotationen, wenn das Gelenk gebeugt ist).
Sprungübungen auf hartem Untergrund und Tiefsprünge	Die Kraftimpulse werden wenig gedämpft und deshalb auf die Gelenke weitergegeben. Bei Tiefsprüngen wirkt manchmal das mehrfache Körpergewicht auf das Fuß- und Kniegelenk.
Übungen mit tiefer Kniebeuge	Generell belasten tiefe Kniebeugen enorm das Kniegelenk. Werden diese dann noch über 90° ausgeführt, wird zusätzlich die Achillessehne stark belastet.
Hebeübungen mit bestehendem, starkem Hohlkreuz	Bei starkem Hohlkreuz sollte erst die Hüftbeuge- und Oberschenkelmuskulatur gedehnt und vor allem die Bauchmuskulatur gekräftigt werden. Sonst können sich die Wirbelgelenke oder Bandscheiben verschieben oder ein Nerv kann eingeklemmt werden (vgl. Kapitel 3.2).
Übergewicht, Gewichtsweste	Jedes Gramm muss von Muskeln und Gelenken gehalten werden. Besonders bei Fehlhaltungen kommt es rasch zum Gelenkverschleiß, zu degenerativen Veränderungen des Gelenkknorpels. Kraftübungen müssen für übergewichtige Kinder eventuell mit individueller, differenzierter Aufgabenstellung angeboten werden.

1.2 Aufgaben der Rückenschule

Die Leitfragen für eine Rückenschule sind kurz und klar zu formulieren:

- Wie kommt es zu Rückenschmerzen?
- Wie können Rückenprobleme präventiv vermieden werden?
- Wie können bestehende Rückenschmerzen gelindert werden?

Die wesentliche Aufgabe einer effektiven Rückenschule besteht darin, ein störungsfreies Funktionieren der Wirbelsäule zu ermöglichen. Die Zielsetzung muss lauten, dass durch Lösen von Verspannungen und Dehnung der verkürzten Muskulatur eine natürliche Beweglichkeit wiederhergestellt wird. Dort, wo die Muskulatur zu schwach ist, muss sie auftrainiert werden, um eine Druckentlastung in den Wirbelgelenken zu bewirken.

Es ist bekannt, dass die Missachtung körperlicher und psychischer Bedürfnisse zu körperlichen Leiden führt. Die einen lassen sich äußerlich sichtbar hängen, andere klagen, dass sie den Zustand nicht mehr ertragen können.

Schon geringe Verhaltensänderungen können das körperliche Wohlbefinden steigern. Wenn in der Schule oder am Feierabend mehr oder weniger aufwendig trainiert wird, soll sich der Einsatz lohnen. Für ein stabiles Muskelkorsett muss dementsprechend intensiv trainiert werden. Andere Personen müssen lernen, »fünf gerade sein zu lassen«.

Wohlbefinden ist von komplexen Faktoren abhängig. Sicher ist, dass zum Erreichen von Haltungsverbesserungen nicht ein Hochleistungssport betrieben werden muss, wohl aber effektive Trainingsreize zu setzen sind.

Ein Problem wird sein, die richtige Motivation, die notwendige Intensität sowie den angemessenen Schwierigkeitsgrad einer Übung zu finden. Obendrein kann eine sinnvolle Kräftigungsübung durch die schlampige Bewegungsausführung negative Wirkungen haben. Deshalb werden nicht nur funktionsgerechte gymnastische Übungen vorgestellt. Es werden immer wieder »fehlerhafte« Varianten aufgezeigt, um auf die häufigsten Fehler hinzuweisen. Möglichst viele Übungen sind so zu erklären, dass sie einfach ausprobiert werden können.

Didaktische Übungshinweise sollen auf mögliche Schwachstellen des Körpers hinweisen. In der Unterrichtspraxis können Schwierigkeiten mit dem Bewegungsapparat aufgrund dieser Vorüberlegungen auch von »Normalbürgern« vermieden werden.

Wenn auf mögliche Gefahren falscher Übungen aufmerksam gemacht wird, könnte der Eindruck entstehen, viele Übungen dürfen nur Fachkräfte anleiten. Dies wäre aber eine negative und nicht erstrebenswerte Resonanz auf die Warnhinweise. Beim Erarbeiten dieser Rückenschule sollen umgekehrt bestehende Unsicherheiten oder Hemmnisse überwunden werden. Mit den in der **Rückenschule** gegebenen Informationen kann nahezu jeder kontrolliert üben und sich korrigieren. Die Risiken, die durch eine schlechte Bewegungsausführung entstehen können, sind im Verhältnis zum Nichtstun gering einzuschätzen!

1.3 Rückenschule im Sportunterricht

Im Lehrplan sieht der allgemeine Erziehungs- und Bildungsauftrag des Faches Sport vor, dass junge Menschen durch vielfältige Bewegungs- und Körpererfahrungen zu fördern sind. Dabei soll die Freude an sportlicher Tätigkeit geweckt werden, unter anderem mit den Zielen:

- Die Schüler sollen zu einem *lebenslangen* Sportinteresse motiviert und angeregt werden.
- Der Sportunterricht soll dazu beitragen, dass die Schüler für ihre *Gesunderhaltung* und ihr *Wohlbefinden selbst aktiv* werden.
- Die Schüler sollen *Einfühlungsvermögen* und *Gewohnheiten* für ihren Körper entwickeln.

Lehrer bewerten den Bildungsauftrag und Sportunterricht aus verschiedenen Blickwinkeln. Die Leistungsbewertung nimmt im Sportunterricht als ordentliches Lehrfach einen hohen Stellenwert ein.

Allerdings eignet sich der Sportunterricht in besonderem Maße, um weitere Bildungswerte, wie oben dargestellt, hervorzuheben. Jungen Menschen sollen zu lebenslangem Sporttreiben motiviert werden. In diesem Rahmen wird es wichtig sein, ihn sinn- und freudvoll anzubieten. Ebenso darf der Nutzen für die Gesundheit und die Ausgleichsfunktion nicht verborgen bleiben.

Eine gesundheitsorientierte Gewichtung, die der Lehrplan vorsieht, erscheint noch dringender, wenn die Negativsymptome einer »Stillsitzschule« oder falsche Arbeitshaltungen betrachtet werden. Sowohl Rückenbeschwerden als auch Konzentrationsschwächen können ausgelöst werden durch eine:

- monotone Sitz- oder Arbeitshaltung über einen langen Zeitraum,
- ergonomisch falsche Körperhaltung (z. B. durch häufig zu niedrige Stühle),
- ungünstige Bewegungsposition (besonders bei handwerklichen Tätigkeiten, die eine bestimmte Körperhaltung aufdrängen).

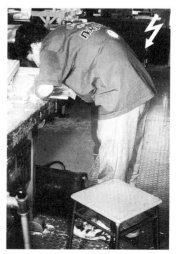

Die gekrümmte Arbeitsposition dieses Zimmererlehrlings belastet stark die Wirbelsäule.

Weitere Bewegungsmangelsymptome wie Übergewicht, Muskelverkrampfungen, Herz-Kreislauf-Probleme und allgemeines körperliches Missbefinden scheinen »natürliche« Rahmenbedingungen unserer heutigen Schulzeit bzw. Arbeitswelt zu sein.

1.4 Brauchen wir eine Rückenschule im Sportunterricht?

In der Zukunft werden wir auch aus ökonomischen Gründen umdenken müssen, denn die Krankenkassen werden sich die Rehabilitationskosten, verursacht durch chronische Rückenschmerzen, bald nicht mehr leisten können bzw. leisten wollen. Wenn aus Kostenersparnisgründen zur Zeit sogar präventive Maßnahmen gegen Rückenschmerzen gestrichen werden, dann stehen die Schulen um so mehr in der Verantwortung (vgl. Kap. 3.8).

Der Sportunterricht muss das Bedürfnis nach Gesundheit als Chance nutzen, damit unsere Schüler nach der Schulzeit folgenden erweiterten Erziehungsauftrag bestätigen können:

> *Wir haben fit und gesund die Schulzeit durchlaufen, weil wir unseren Körper (Rücken) angemessen trainiert und geschult haben. Ebenso sind wir in der Lage, präventiv Körperhaltungen einzunehmen und den Rumpf zu trainieren, um Rückenschmerzen zu vermeiden.*

Gesundheitsorientierte Übungen sollen dazu beitragen, dass die Schüler »fit und gesund durch die Schulzeit« gelangen. Dabei sollen für verschiedene Altersstufen passende Übungsangebote erarbeitet werden, die gleichzeitig zu einem lebenslangen Sport motivieren. Eine Leitfrage für die Auswahl der gymnastischen Übungen ist: *In wie weit ist eine ausgewählte Übung geeignet, damit durch sie Haltungsschwächen beseitigt oder Rückenbeschwerden gelindert werden können?*

Rückt das Gesundheitsmotiv als ein primäres Ziel in den Vordergrund, müssen neue didaktische Vorüberlegungen und eine Verlagerung der Schwerpunkte im Unterrichtsprozess akzeptiert werden.

Im Sportunterricht oder Trainingsprozess wird eine bewusste Reduzierung der möglichen gymnastischen Übungen empfohlen. Alle Übungen, die für einzelne Schüler oder Übungsteilnehmer eine Gefährdung darstellen können, sollten vermieden werden (»Rücksicht auf das schwächste Glied der Kette«). Bei der Übungsauswahl führt eine funktionale Betrachtungsweise deshalb zur Reduktion der potentiell möglichen Übungsvielfalt.

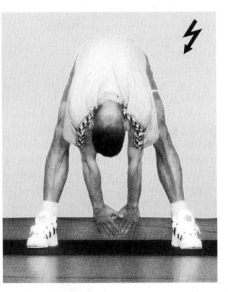

Das dynamische Durchschwingen der Arme und des Rumpfes durch die geöffneten Beine mit durchgedrückten Knien muss aus dem Übungsangebot gestrichen werden. Gefahren lauern für die Lendenwirbelsäule und für das hintere Längsband, welches sich vom Kreuzbein bis zum Schädel an den Wirbelkörpern entlang erstreckt.

Unter Berücksichtigung der Gesetze der Trainingslehre muss eindeutig als prinzipielles Gebot für den Unterricht festgehalten werden:

> *Eine gesundheitsorientierte Rückenschule erfordert unter anderem gezielte Dehnübungen und systematisches Krafttraining. Obendrein gilt, dass Gesundheit und Wohlbefinden nicht einmal trainiert und dann über einen langen Zeitraum ohne Training konserviert werden können.*

Selbstverständlich sollte der (Sport-)Unterricht auch lehren, wie man mit einer Krankheit oder Behinderung umgehen kann. Eine gesundheitsorientierte didaktische Konzeption, wie sie im nächsten Kapitel vorgestellt wird, sollte das gesamte Schülerspektrum anvisieren. Behinderte Schüler haben selbstverständlich das gleiche Recht auf angemessene Übungen und Förderung wie schwergewichtige oder leistungsschwache Schüler. Mit Berücksichtigung der individuellen Leistungsgrenze, in Respekt vor der persönlich eingebrachten Leistungsbereitschaft, darf der pädagogische Handlungsspielraum des Lehrplans voll genutzt werden.

1.5 Gesundheitsorientierte didaktische Konzeption

■ Weiterentwicklung gesundheitsorientierter Aspekte

Der Lehrplan für das Fach Sport sieht vor, dass die Angebote des Sportunterrichts zur Gesunderhaltung und zum Wohlbefinden der Schüler beitragen sollen. Diese handlungsorientierte Rückenschule versucht, den bestehenden Lehrplan unter dem Aspekt der Gesundheit didaktisch und pädagogisch weiterzuführen.

Ohne Zweifel sollte der Sportunterricht nicht einseitig unter Beachtung nur des Gesundheitsmotivs gestaltet werden. Der Sportunterricht und der Sport allgemein haben noch weitere wichtige Erziehungs- und Bildungsziele: Soziale Erfahrungen sammeln, Hilfsbereitschaft und Fairness einüben, Sportarten nach Regeln spielen usw.

■ Didaktische Überlegungen

Bei einem gesundheitsorientierten Sport werden die Inhalte des Sportunterrichts daraufhin überprüft:

- Werden die gewählten Inhalte und Methoden gesundheitlichen Anforderungen gerecht? *(funktionelle Analyse)*
- Erfüllen die Inhalte und Methoden die erhoffte Funktion? *(funktionale Analyse)*
- Werden die Inhalte und Methoden handlungsorientiert vermittelt? *(handlungsorientierte Analyse)*
- Welche fächerverbindenden Möglichkeiten können genutzt werden? *(fächerverbindende Analyse)*
- Wird der gesundheitliche Ansatz ganzheitlich unterrichtet? *(ganzheitliche Analyse)*

1. Die funktionelle Analyse
Die funktionelle Analyse fragt auch nach den **Zielen** bzw. der **Absicht**. Was soll mit dem Übungsangebot primär erreicht werden? Welche Belastungsreize müssen eventuell noch ergänzt werden, um gesundheitsorientiert die Schüler zu fordern.

Die funktionelle Analyse überprüft, ob erwünschte Trainingseffekte im Schulsport bei einem gewählten Inhalt und durch die entsprechende methodische Umsetzung erreicht werden können. Reicht beispielsweise die Belastungsdauer und die Belastungsintensität aus, um eine Verbesserung des Herz-Kreislauf-Systems zu bewirken?

»Fördern heißt fordern!« – diese pädagogische Weisheit kann unter dem Aspekt der funktionellen Analyse noch weiter differenziert werden, wenn der gesundheitliche Nutzen einer Übungseinheit genauer bestimmt werden soll.

Unterstützende Übungen

Sie erweitern die Trainingseinheit sinnvoll, indem für eine Sportart wichtige Konditionselemente trainiert werden (z. B. eine Rückenschule für Schwimmer).

Kompensierende Übungen

Sie versuchen Defizite, die durch die Übungseinheit entstehen, auszugleichen (z. B. Dehnung der Oberschenkelmuskulatur und der Adduktoren bei Fußballspielern).

Ergänzende Übungen

Sie bereichern die Trainingseinheit um weitere gesundheitsorientierte Inhalte (z. B. eine Rückenschule oder Ausdauerschulung für die Sportart Tischtennis).

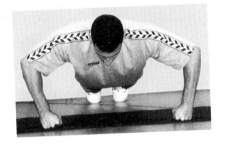
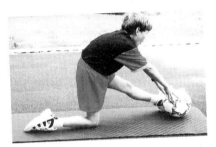
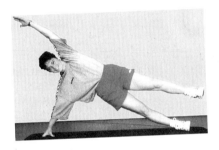

Eine funktionale Arm- und Ganzkörperkräftigung unterstützt das Erlernen verschiedener Schwimmstile. »Gerade wie ein Brett« werden Liegestütze ausgeführt. Um das Kahnbein des Handgelenks zu schonen, bildet die Hand eine Faust.

Die Dehnungsübungen sind in der Trainingseinheit funktional betrachtet verpflichtend. Kompensierende Übungen sollen die muskulären Dysbalancen der betreffenden Sportart vermeiden.

Der Gesundheitswert der Sportart Tischtennis ist niedrig. Eine Rumpfkräftigung dient auch nicht der unmittelbaren Leistungssteigerung, sondern sie soll zusätzlich einen gesundheitsrelevanten Trainingsreiz setzen.

2. Die funktionale Analyse
Alle Inhalte und Methoden können daraufhin überprüft werden, ob die gegebenen körperlichen Voraussetzungen des Bewegungsapparates bei der Übungsauswahl funktional eingesetzt werden.

Die funktionale Analyse versucht, eine möglichst exakte Zuordnung der einzelnen Übungen für den jeweiligen gesundheitlichen Nutzen zu finden. Sie untersucht, welche **Wirkungen** mit einer bestimmten Übung erreicht werden können. Auch bei der funktionalen Analyse gilt der pädagogische Leitsatz »Fördern heißt fordern!«.

Bei der Überprüfung der Funktionalität erfährt die Analyse des Sportunterrichts deshalb eine besondere Gewichtung. Mit der Funktionalitätsanalyse können Inhalte im Unterricht unter anderem biomechanisch exakt überprüft werden:

- Sind die Angebote für den Unterricht, z. B. unter dem Aspekt der Rückenschule, sinnvoll und effektiv?
- Erfüllen die Inhalte und Methoden die erhoffte Wirkung auf den Körper (z. B. Kräftigung der Bauchmuskulatur)?

Mittels der funktionalen Analyse könnte eine didaktische Reduktion der möglichen Übungselemente erfolgen, weil die Analyse die Unterrichtseinheit daraufhin untersucht, ob z. B. die Aufwärmphase funktional zur folgenden Belastung passt. Funktional ist ein 20-minütiges allgemeines Konditionsprogramm zur Förderung der Ausdauer nicht immer sinnvoll, wenn danach eine Rückenkräftigung folgt. Ein Aufwärmprogramm sollte für die nachfolgende Unterrichtseinheit vorbereiten.

Didaktisch formuliert erlaubt die gesundheitsorientierte funktionale Analyse einen Lehrsatz, der ein Gesetz für die Trainingslehre aufstellt:

> Es sollte kein intensives Herz-Kreislauf-Training vor unterstützenden oder kompensierenden Kraftübungen erfolgen, weil die erhoffte Wirkung (z. B. Rumpfkräftigung) dadurch gefährdet wird.

Die funktionale Analyse untersucht für die Unterrichtspraxis die entscheidenden Funktionen des Bewegungsapparates. Denn jede Sportart und Trainingseinheit steht in einem Wirkungszusammenhang mit dem aktiven (Muskulatur) und passiven (Sehnen und Bänder) Bewegungsapparat.
Bei der funktionalen Analyse wird z. B. untersucht:

- Welche Muskelarbeit wird verrichtet (dynamische oder haltende Muskeltätigkeit)?
- Wie verhalten sich die Muskeln zueinander, wo gibt es Funktionsgemeinschaften?
- Wo hat der Muskel seinen Ursprung und Ansatz?
- Wirken Agonist und Antagonisten bei gymnastischen Übungen zusammen oder entgegen?
- Wie viele Gelenke werden bei einer Übung von Muskeln überspannt?
- Welche Belastungen treten bei bestimmten Gelenkpositionen auf?

> ⚡ Wird der Partner auf dem Rücken getragen und dabei der Rücken gekrümmt, wirken enorme Kräfte auf die Wirbelsäule ein. Bei Rotationen oder Wendemanövern um eine Stange, bei denen eventuell die Knie gebeugt sind, sind obendrein die Kniegelenkkapseln mit den Menisken und vor allem die Kreuzbänder gefährdet.

Ebenso werden inter- und intramuskuläre Steuerungsmechanismen, das heißt das Nerv-Muskel-Zusammenspiel (Muskeltonus), berücksichtigt.

Eine gesundheitsorientierte funktionale Analyse hinterfragt alle Übungselemente, die aufgrund der anatomischen oder physiologischen Voraussetzungen gesundheitsgefährdend sein könnten.

Didaktisch formuliert erlaubt diese gesundheitsorientierte funktionale Analyse einen Lehrsatz, der ein Gesetze für die Trainingslehre aufstellt:

> Bei jeder Übung(seinheit) sollen die muskulären Dysbalancen beachtet werden. Die funktionale Analyse erfolgt mit der Zielsetzung, dass im Unterrichtsprozess diese Dysbalancen abgebaut werden sollen.

Praktisches Beispiel: Eine Kräftigung der zumeist verkürzten Oberschenkelrückseite in der Unterrichtseinheit Fußball unterstützt muskuläre Dysbalancen. Deswegen kann eine Kräftigung der Oberschenkelrückseite ohne vorausgehendes Dehnen negativ bewertet werden.

Sinnvoll wäre nach der funktionalen Analyse eine Rumpfkräftigung sowie die Dehnung der Oberschenkelrückseite (die ischiocrurale Muskelgruppe). Wurde die ischiocrurale Muskelgruppe angemessen gedehnt, kann und **muss** sie gezielt gekräftigt werden. Denn der Gegenspieler (Antagonist), der Quadrizeps, wird durch das Fußballtraining intensiv gekräftigt. Um ein ausgewogenes Zusammenwirken der Muskeln zu verbessern, werden folglich die Dysbalancen ausgeglichen, indem auf eine weitere explizite Kräftigung der Oberschenkelvorderseite (Quadrizeps) verzichtet wird, der Gegenspieler aber nach der notwendigen Mobilisation (Aufwärmung) und Dehnung gezielt gekräftigt wird.

Durch die funktionale Analyse ergeben sich für die Sportpraxis »neue« Fragestellungen:

- Wie kann ich Kinder, Jugendliche und (junge) Erwachsene so fordern, dass ihre Gesundheit gefördert wird?
- Welche Gesetze der Trainingslehre müssen beachtet werden, damit der Rücken präventiv oder kompensierend trainiert wird?
- Welche weiteren Informationen und Erkenntnisse (z. B. Anatomie, Biomechanik, funktionale Aspekte) von verwandten Forschungsbereichen ergänzen die klassische Trainingslehre?
- Welche Übungen sollten vermieden werden, weil sie nach dem heutigen Wissen für den Körper latent oder offensichtlich Gefahren in sich bergen?
- Wie können gesundheitsorientierte Übungsprogramme unter der Berücksichtigung physischer und entwicklungspsychologischer Erkenntnisse pädagogisch aufgebaut werden?
- Welche didaktischen Aspekte motivieren die Übenden für eine Rückenschule?

3. Die handlungsorientierte Analyse

Die handlungsorientierte Analyse überprüft die Unterrichtsinhalte und Methoden daraufhin, ob die Schüler die Übungen für sich selbst als **sinnvoll** oder **notwendig** erleben bzw. erkennen können.

Gymnastische Übungen wirken auf die Schüler zumeist nicht besonders motivierend. Durch die handlungsorientierte Analyse soll herausgearbeitet werden, welche Zusatzinformationen wichtig sind, damit die Übungselemente mittels intrinsischer (innere Haltung: Die Übungen sind wichtig für mich selbst.) und extrinsischer (Überzeugung: Die Übungen sind wichtig für meine Noten oder meinen Beruf.) Motivation für Schüler positiv und für sie selbst als relevant bewertet werden.

Die handlungsorientierte Analyse untersucht:
*Welchen **Sinn** können Unterrichtseinheiten für Schüler bieten?*

Dabei soll die Unterrichtseinheit möglichst **anschaulich** für Schüler gestaltet werden.

Praktisches Beispiel für die Sinnorientierung: Schüler, die in Bauberufen ausgebildet werden und evtl. schon die ersten Rückenschmerzen erlitten haben, werden schnell nachvollziehen, dass eine Rückenschule sinnvoll ist und in naher Zukunft sogar »unentbehrlich« für ihren Beruf werden könnte. Eine Lehrkraft in einer Malerklasse könnte die Schüler fragen, wo sie Verspannungen haben, oder wo die Ausführung des Berufs körperliche Probleme bereitet. Gemeinsam sollten daraufhin Übungen überlegt werden, die dieses Missbefinden beseitigen können (z. B. Mobilisation, Kräftigung, Dehnung der Schultern, des oberen Rumpfbereichs).

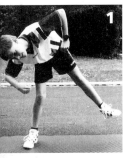
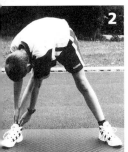

Praktische Beispiele für die Anschaulichkeit: Insbesondere Kinder brauchen eine bildliche, altersgemäße Sprache, durch die sie die Bewegung besser umsetzen können.

Der Hinweis »stelle dich wie ein Sumoringer auf und nachdem du die Beine wie ein Sumoringer ›gestampft‹ hast, greife mit beiden Händen deinen linken Knöchel. – Schaffst du es anschließend, dein Knie durchzudrücken und mit dem Oberkörper weit unten zu bleiben?« motiviert jüngere Schüler (8–14 Jahre) viel mehr als eine funktionsgerechte Erklärung (Dehnung der Oberschenkelrückseite – ischiocrurale Muskelgruppe) (Bilder 1 und 2).

»Baue mit deinem Körper eine Kugelbahn. Diese Kugelbahn sollte möglichst stabil sein. Rolle den Ball vom Kinn bis zu den Füßen, ohne dass der Ball herunterfällt.« (Vgl. Seite 85 Übungen 9 und 10) Eventuell könnte ein Mitschüler diese »Kugelbahn« mehrmals mit einem Volleyball ausprobieren.

Didaktisch erlaubt die gesundheits- und handlungsorientierte Analyse zwei Lehrsätze, die »Gesetze« für eine entwicklungsgemäße Sportpädagogik darstellen:

> *Lehrsatz 1: Kinder benötigen bildhafte Erklärungshilfen. Lehrer sollten deswegen versuchen, sich in die gedankliche Welt des Kindes hineinzuversetzen. Daraufhin sollten kindgemäße und anschauliche Bewegungsanweisungen folgen.*

> *Lehrsatz 2: Die richtige, anschauliche, bildliche Demonstration einer Übung ist wesentlich wichtiger als lange Erklärungen. Deswegen sollen alle Übungselemente nach Möglichkeit nicht nur erklärt sondern auch fehlerfrei demonstriert werden.*

Eine weitere Möglichkeit, handlungsorientiert zu motivieren, kann durch eine nachvollziehbare Begründung, z.B. die Notwendigkeit einer Rückenschule, geschehen. Sinn und Zweck von gesundheitsorientierten Übungen werden in der Argumentation am folgenden Beispiel praxisnah erklärt.

Beispiel für eine praxisnahe Erklärung: Der Nationalsport Fußball bietet genügend Möglichkeiten, um argumentativ die Schüler zu motivieren. »Verfolgt einmal, wie viele Fußballprofis wegen Rückenproblemen nicht einsatzfähig sind. Vermutlich hätte durch eine ergänzende Rumpfkräftigung und Stretchingübungen bei etlichen Spielern dieses Leiden verhindert werden können.«

Solche Argumentationsketten sind nicht pädagogisch wertneutral. Das ist ihre Stärke und Schwäche gleichermaßen. Sie sollen praxisnah die reelle Lebenssituation bewerten. Anhand der Argumentation können in der Tat mögliche Folgen anschaulich begründet werden.

Daraus ergibt sich ein weiterer Lehrsatz, der aussagt wie man Schüler besonders motivieren kann:

> *Lehrsatz 3: Je praxisnäher und überzeugender Beispiele sind, desto größer ist die Motivation der Schüler. Dabei darf der Nutzen von gymnastischen Übungen für das persönlich empfundene Wohlbefinden, für die Gesundheit und auch als präventive Maßnahme zweckdienlich zur Motivierung eingesetzt werden.*

4. Die fächerverbindende Analyse

Die fächerverbindende Analyse überprüft, wie Haltungen und Einstellungen für eine Gesundheitserziehung in verschiedenen Fächern sinnvoll aufeinander abgestimmt und vermittelt werden können.

Dabei sind die Möglichkeiten eines fächerverbindenden Unterrichts immer dann sinnvoll, wenn die Inhalte **systematisch** oder **sachlogisch** miteinander verbunden werden können. Durch den fächerverbindenden Unterricht sollen die Schüler lernen, dass z.B. die Gesundheitserziehung nicht nur eine Aufgabe des Sportunterrichts ist. Verschiedene Fächer können sich durch kognitive, affektive und psychomotorische Inhalte gegenseitig ergänzen.

Beispiele für einen fächerverbindenden Ansatz unter dem Aspekt der Gesundheitserziehung:

- *Welche anatomischen Gegebenheiten (Biologie) erlauben uns (Physik/Mechanik/Hebelgesetz) bestimmte Bewegungen (Sport)? (siehe Grafik)*

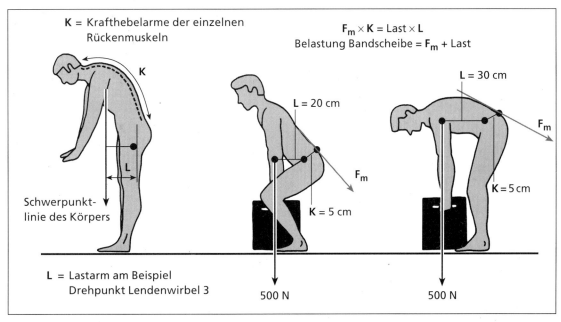

Wenn Schüler im Fach **Biologie** den Aufbau der Wirbelsäule gelernt haben und im **Physikunterricht** den Lastarm berechnen können, dann kann im **Sportunterricht** leicht der Zusammenhang zwischen Körperhaltung und richtigem Bewegungsverhalten vermittelt werden (siehe Grafik Seite 15).

- In **Gemeinschaftskunde** kann bei dem Thema »Der Jugendliche in der Freizeit« auf so genannte »Life-Time«-Sportarten als sinnvolle Freizeitgestaltung hingewiesen werden. Im Fach **Deutsch** könnte das Freizeitverhalten unserer modernen Gesellschaft erörtert werden. Mit den Ergebnissen der Fächer Deutsch und Gemeinschaftskunde würde zum Beispiel anschließend ein weiteres Ziel des Sportunterrichts erreicht werden:
Im Sportunterricht soll den Schülern die »Freude an Bewegungen« vermittelt werden. Sportliche Aktivitäten sollen die Freude am Sport wecken und zu »lebenslangem Sportinteresse anregen«. Wenn es gelingt, dass verschiedene Sportarten ein ganzes Leben lang betrieben werden, weil sie Spaß bereiten, dann sollte der Sportunterricht solche »Life-Time«-Sportarten aufgreifen, weil ihnen ein hoher gesundheitlicher Stellenwert zukommen kann. In Gemeinschaftskunde und Deutsch sollte die aktive Freizeitgestaltung positiv thematisch erarbeitet werden, so dass alle Fächer **sachlogisch** miteinander verbunden wären.
- Der **Musikunterricht** behandelt die Bedeutung von Rhythmus und Takt allgemein und auf unseren Körper. Über das Projekt »**Bewegte Schule**« könnten in allen Fächern, vielleicht mit Musikunterstützung, die Wirkung von Kreislaufaktivierung, Körperanspannung und Entspannungsübungen erlebbar gemacht werden. Der **Sportunterricht** könnte ein Konditionsprogramm mit Musik (von den Schülern mitgebracht) anbieten. Das Fach **Biologie** thematisiert, wo die einzelnen Muskeln verlaufen und wie sich das Musikprogramm auf den Körper ausgewirkt hat. Sowohl Herz-Kreislauf- als auch Muskelveränderungen werden physiologisch erklärt.

Fazit: Fächerverbindende Analysen können für die Schüler gewinnbringende Informationen bereithalten. Das Zusammenwirken verschiedener Fächer, kann die Qualität und die Quantität einer Lehrplaneinheit und des allgemeinen Bildungs- und Erziehungsauftrags verbessern.

5. Die ganzheitliche Analyse

Gesundheit ist eine subjektive Eigenwahrnehmung und individuelle Selbsteinschätzung der persönlichen Lebenssituation. Ich bin immer so gesund, wie ich mich fühle.

Die ganzheitliche Analyse versucht, den Blickwinkel der gesundheitlichen Perspektive zu erweitern. Wenn von einer »guten Haltung« gesprochen wird, werden immer auch andere Werte, wie Ausgewogenheit, Toleranz, Harmonie von sinnstiftenden, körperlichen Lebenskräften mitbedacht.

Der Mensch darf in seiner Ganzheit nicht nur auf die körperliche Komponente reduziert werden. Die Trennung von Leib, Geist und Seele hat seinen Ursprung in der griechischen Philosophie. Jedoch wäre eine Isolierung des Körpers aus der Lebenswirklichkeit unmenschlich, unchristlich und pädagogisch unverantwortlich.

Ommo GRUPE hat es einmal so ausgedrückt: »Es gibt nicht auf der einen Seite rein biologische Kräfte, auf der anderen Seite rein geistige; vielmehr sind diese ineinander verschränkt und variieren in einem von vielerlei Faktoren und Bedingungen bestimmten dynamischen Zusammenhang.«

Durch das Gesundheitsmotiv darf der Sport nicht einseitig funktionalisiert werden. Obwohl der Sportunterricht für das Wohlbefinden eine zentrale Bedeutung hat, sollte er und der Gesundheitsbegriff nicht allzu eng definiert werden. Die Schüler in ihrer Ganzheit aus Kopf, Herz und Hand (PESTALOZZI) haben ein Anrecht auf eine ganzheitliche Bildung.

Für den Sportunterricht bedeutet das, dass auch andere Bedürfnisse und Motive wertvoll und wichtig sind. Spiel und Sport befriedigen Wünsche und Motivationen nach Sozialkontakten. Im Sport kann man sich gemeinsam wettkämpfend vergleichen und Spaß erleben. Die Aktivität im Sport ermöglicht das Erleben von Spannung und Entspannung, von Anstrengung und Ermüdung, von Sieg und Niederlage. Rollen werden gewechselt, Konflikte treten auf und werden gelöst. Spannungen müssen ertragen werden und Selbsteinschätzungen werden korrigiert.

Fazit: Die ganzheitliche Analyse überprüft, ob der Sportunterricht nicht einseitig unter dem Gesundheitsaspekt gesehen wird. Ein sportlicher und leistungsfähiger Körper passt in unser modernes Menschenbild.

Gesundheit ist mehr! Man kann körperlich krank sein, und trotzdem im inneren Frieden ruhen. Gesundheit darf nur umfassend verstanden werden: körperlich, psychisch, sozial und geistlich.

Zusammenfassung

Aufgrund der funktionellen, funktionalen, handlungsorientierten, fächerverbindenden und ganzheitlichen Analyse kann jedes Übungselement, jede Lehrplaneinheit und jeder Unterricht in jeder Altersstufe daraufhin gewürdigt und bewertet werden, ob und wie intensiv gesundheitliche Faktoren im jeweiligen Kontext berücksichtigt werden. Dementsprechend können Empfehlungen beziehungsweise Anregungen für den Unterricht weitergegeben werden, je nachdem, wo Defizite festgestellt wurden.

2 Theorie zur Rückenschule

2.1 Die Wirbelsäule und ihre Funktion

Die Wirbelsäule stabilisiert als zentrale Achse des Skeletts die Körperhaltung. Entsprechend ihrer Lage werden die 24 beweglichen Wirbel unterschieden in 7 Halswirbel, 12 Brustwirbel, 5 Lendenwirbel. Im Anschluss an die Lendenwirbelsäule schließen sich fünf Kreuz- und vier bis fünf Steißbeinwirbel an, die miteinander verschmolzen sind. Die Doppel-S-Form der Wirbelsäule bildet zusammen mit den Bändern, Muskeln und elastischen Bandscheiben eine Funktionseinheit. Durch den komplizierten Aufbau kann sie sich beugen, strecken, zur Seite neigen und teilweise verdrehen. Dieser Aufbau gewährleistet, dass die Wirbelsäule als Puffer wirken kann. So fungieren die beweglichen Wirbel durch die Krümmung und dank der Bandscheiben wie ein Stoßdämpfer.

Zwischen jeweils zwei seitlichen Wirbelbögen befinden sich Knochenkanäle. Durch diese Zwischenwirbellöcher treten Nervenbahnen (Spinalnerven) aus dem Wirbelkanal aus, die vom Rückenmark abgehen. Sie ziehen weiter in den Körper.

Diese »lebensnotwendigen« Nervenbahnen können durch andauernde Fehlhaltungen eingedrückt oder gequetscht werden, ohne dass schon Schmerzen wahrgenommen werden.

Im Gegensatz zu Verspannungsschmerzen der Muskulatur, die sich langsam aufbauen, treten Nervenkompressionsschmerzen zumeist akut und schlagartig auf. Davon ausgehend entwickeln sich nicht selten chronische und quälende Kreuz- oder Nackenschmerzen.

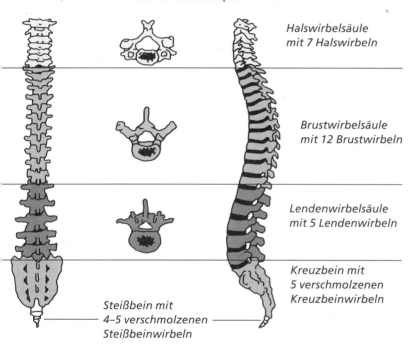

Halswirbelsäule mit 7 Halswirbeln

Brustwirbelsäule mit 12 Brustwirbeln

Lendenwirbelsäule mit 5 Lendenwirbeln

Kreuzbein mit 5 verschmolzenen Kreuzbeinwirbeln

Steißbein mit 4–5 verschmolzenen Steißbeinwirbeln

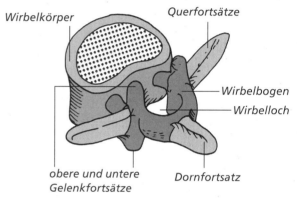

Wirbelkörper, Querfortsätze, Wirbelbogen, Wirbelloch, obere und untere Gelenkfortsätze, Dornfortsatz

Der Mensch richtete sich evolutionsgeschichtlich aus dem Vierfüßlergang in den aufrechten Gang auf. Dadurch ging ein Stützpunkt verloren. Fortan musste die Wirbelsäule mit den vielen Einzelsegmenten ausbalanciert und stabilisiert werden. Diese Entwicklung zog eine stärkere Belastung der Wirbelkette nach sich, welche besonders bei großen Zug- oder Druckbelastungen zu Rückenbeschwerden führen kann.

Die einzelnen Wirbel und Wirbelgelenke sind alle, mit Ausnahme des 1. und 2. Halswirbels, ähnlich aufgebaut. Da tiefer sitzende Wirbel mehr Lasten tragen müssen, sind die Wirbelkörper dort massiver.

Der Wirbel besteht aus dem Wirbelkörper, von dem nach hinten der Wirbelbogen abgeht. Zwischen Wirbelkörper und Wirbelbogen befindet sich das Wirbelloch. In der Gesamtheit liegen die Wirbellöcher übereinander und bilden den Wirbelkanal. Dieser Schutzkanal umschließt das Rückenmark.

Am Wirbelbogen befinden sich drei Fortsätze. Der größte Fortsatz am hinteren Ende wird Dornfortsatz genannt. Dieser ist durch die Haut tastbar. Seitlich rechts und links liegen die Querfortsätze.

Die Halswirbelsäule trägt den Kopf und besitzt zwischen dem 1. und 2. Wirbel ein Zapfengelenk (Drehgelenk) und ist deswegen um die Längsachse sehr beweglich. Durch Nervenreizungen verursachte Verspannungen bewirken manchmal sehr schmerzvolle Mobilitätseinschränkungen (steifer Nacken), die häufig von starken Kopfschmerzen begleitet werden.

Die Brustwirbelsäule bildet zusammen mit den Rippen und dem Brustbein den Brustkorb. Dieser Abschnitt der Wirbelsäule besitzt durch die stützende Funktion nur eine geringe Beweglichkeit. Bei der Atmung hebt und senkt sich der Brustkorb, wodurch sich der Innenraum vergrößert bzw. verkleinert. Abgeschlossen wird der Brustkorb vom Zwerchfell, dem wichtigsten Atemmuskel. Mit zunehmendem Alter nimmt die Dehnbarkeit des Brustkorbes ab, weil die Rippenknorpelgrenze verknöchert.

Die Lendenwirbelsäule wird hauptsächlich durch ein verstärktes Hohlkreuz belastet. Dadurch können quälende Rückenschmerzen ausgelöst werden, wobei sich Schmerzen auch in anderen Körperteilen, z. B. den Beinen bemerkbar machen können. Durch eine Verschiebung der Wirbelkörper werden die Bänder überdehnt. Die **Rückenschule** legt deswegen besonderen Wert auf die Vermeidung des Hohlkreuzes. Die Basis, um die verschiedenen Probleme, die mit der Lendenwirbelsäule in Verbindung gebracht werden, angemessen zu therapieren, ist eine eingehende Diagnose eines Spezialisten, des Orthopäden oder des Sportarztes.

■ Die Bandscheiben

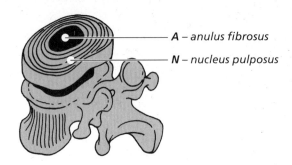

A – anulus fibrosus
N – nucleus pulposus

Zwischen zwei Wirbelkörpern ermöglicht vorwiegend die Bandscheibe die Elastizität und Beweglichkeit der Wirbelgelenke.

Der elastische Gallertkern im Zentrum (**N** – nukleus pulposus) wird von knorpelartigen, kollagenen Faserschichten umlagert (**A** – anulus fibrosus).

Die Ernährung der Bandscheiben erfolgt durch Diffusion. Bei hohem Druck wird wie bei einem nassen Schwamm die Flüssigkeit herausgepresst. Bei niedrigem Druck saugt sich der Schwamm voll bzw. kann die Bandscheibe Nährstoffe aufnehmen.

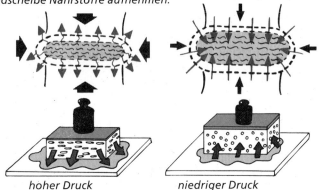

hoher Druck   niedriger Druck

Als Puffer wirkt die Bandscheibe wie ein Wasserkissen und gleicht Druckbelastungen aus, wobei Flüssigkeit aus der Bandscheibe gepresst wird. Die Druckbelastung über den Tag hinweg bewirkt, dass der Mensch am Abend rund 2 cm kleiner ist als am Morgen. Auch altersbedingt erfolgt ein Flüssigkeitsverlust in der Bandscheibe, weshalb ältere Menschen ein »paar« Zentimeter kleiner werden.

Da die Bandscheibe keine Blutgefäße besitzt, muss sie über Diffusionsprozesse versorgt werden. Dabei erfolgt ein Austausch von Nähr- und Abfallstoffen.

1. Bandscheibenprobleme und Bandscheibenvorfall

Die wichtigsten Faktoren, die zu Bandscheibendegenerationen führen sind:

- Quelldruckverluste
- Mikroverletzungen mit Rissbildungen
- Destabilisation der Wirbelsegmente durch muskuläre Dysbalancen und Bandlockerungen
- Wiederholte Fehl- und Überbelastungen mit Zermürbungserscheinungen

Häufige Fehl- oder Überlastungen verursachen demgemäß den Bandscheibenvorfall. Je nach der Lokalisation der Wirbelsäulenprobleme werden die Erkrankungen unterschieden. Jedoch ist der untere Abschnitt der Wirbelsäule am häufigsten betroffen (ca. 70 % aller Erkrankungen). Nicht alle Bandscheibenvorfälle müssen therapiert werden. Viele kleinere werden ohnehin von den Betroffenen nicht bemerkt. Diese »stummen« Bandscheibenvorfälle verursachen keine Beschwerden. Eine stark abgekühlte oder verspannte Muskulatur vergrößert die Gefahr eines solchen Vorfalls.

Bei ernsthaften Bandscheibenvorfällen drückt der Gallertkern nach außen gegen das Bandscheibengewebe und damit auf den Nerv. Der Gallertkern kann sich nach vorn, nach hinten oder hinten seitlich verschieben. Der Bandscheibenkern wird dabei meist deformiert.

Entzündet sich diese Druckstelle, dann sind die Schmerzen teilweise kaum auszuhalten. Treten in den Extremitäten Taubheitsgefühle oder sogar Lähmungserscheinungen auf, sind das Alarmzeichen. Je nach Art des Schmerzes und je nachdem, wohin der Schmerz ausstrahlt, kann die Ursache von Schmerzen genauer lokalisiert werden.

Vorwiegend ruckartige, asymmetrische Belastungen führen zu Bandscheibeneinrissen, in welche der Gallertkern eindringen kann.

Wird ein Rücken beim Heben eines Zentners gekrümmt, wirken auf die Bandscheiben der Lendenwirbelsäule kaum vorstellbare Kräfte. In diesem Fall entspricht die Belastung ungefähr dem Gewicht eines Kleinwagens.

2. Hexenschuss (Lumbago)

Langzeitige Fehlhaltungen wie eine ungünstige Sitzhaltung während der Schulzeit fördern Verschleißerscheinungen der Bandscheiben. Ein Hexenschuss wird zumeist durch das ruckartige Heben von schweren Lasten bei rundem Rücken verursacht. Während der Vorneigebewegung werden die Bandscheiben nach hinten gedrückt. Durch den Druck beim Anheben wirken dann enorme Kräfte an der Lendenwirbelsäule, die zum Verschieben der Bandscheibe führen können.

Bei einem akuten Hexenschuss treten bei nahezu allen Körperhaltungen heftige Schmerzen im Lenden-Kreuzbein-Bereich auf, die kaum noch irgendwelche Bewegungen erlauben. Personen mit diesen blitzartigen Schmerzsymptomen sollten sich auch nicht ruckartig aufrichten, weil sich sonst eine auf den Nerv drückende Bandscheibe festklemmen kann. Sinnvoll wäre eine Schonhaltung in Rückenlage, bei welcher die Beine angewinkelt, hochgelagert und anschließend (z.B. durch einen Stuhl) fixiert werden. Wenn die betreffende Person zur Ruhe gekommen ist und sich die Muskulatur etwas entspannt hat und auch die Schmerzen nachgelassen haben, kann die Problemzone mit Eis massiert werden. Anschließend können sanfte Dehnübungen weitere Spannungen lösen.

Die Folgetherapie wird dagegen mit Wärme fortgesetzt. Warme Tücher (oder Fangopackungen) oder ein warmer Duschstrahl auf die schmerzauslösende Körperregion hat die Funktion, dass die verkrampfte Muskulatur gelockert und stärker durchblutet wird. Nach ein paar Tagen können angeleitete gymnastische Übungen das Rehabilitationsprogramm erweitern. Die richtigen gymnastischen Übungen sollen einen erneuten Bandscheibenvorfall verhüten helfen.

3. Ischias (Ischialgie)
Beim Bücken, »Verheben« oder bei Überbelastungen treten plötzlich stechende Schmerzen auf. Weil die Bandscheibe meist hinten-seitlich verschoben wird, drückt sie auf benachbarte Nervenbahnen des Zwischenwirbelloches (Wurzelkompression). Kennzeichnend für eine Ischialgie (oder auch lumbales Wurzelsyndrom) ist, dass die Schmerzen meist einseitig auf die unteren Extremitäten (z. B. die Oberschenkelaußenseite) ausstrahlen (Lumboischialgie). Die unterschiedliche Lokalisation der auftretenden Schmerzen in der Muskulatur der Extremitäten ist davon abhängig, welches Wirbelsegment von der Verschiebung betroffen ist und von der Anzahl der affizierten Nervenwurzeln. Ein Taubheitsgefühl und Muskelschwäche bis in den Fußbereich hinein können hinzukommen.

4. Gelenkverschleiß (Arthrose)
Degenerative Gelenkerkrankungen machen derzeit einen beachtlichen Prozentsatz der Krankheiten überhaupt aus. Viele Arbeitsausfälle sind auf pathologische Gelenksveränderungen zurückzuführen. Im Gegensatz zu früher, als deswegen absolute Schonung verordnet wurde, empfehlen heute Fachärzte schonende Bewegungen, nach dem Motto »Wer rastet, der rostet!«.

Fehl- und Überbelastungen im Sport oder in der Arbeitswelt stellen neben Bewegungsmangel und Übergewicht eindeutige Risikofaktoren für Arthrose dar. Belastungsschmerzen sind charakteristisch für die Arthrose. Aufgrund der Schmerzen während der Bewegung reagieren viele Personen mit Ausweichbewegungen, die wiederum zu Muskelverhärtungen und Fehlhaltungen führen können. Infolge der erneuten Fehlhaltung wirken neue Zug- und Druckbelastungen auf die Gelenke ein. Es entwickelt sich ein schmerzhafter Teufelskreis.

Ständige Fehlhaltungen führen zu Abnutzungen am Gelenkknorpel und damit zum Gelenkverschleiß. Leistungssport, berufliche Überbeanspruchungen oder starkes Übergewicht können zu einem Missverhältnis von Belastung und Widerstandskraft führen. Demzufolge erkranken betroffene Gelenke. Solche Verschleißerscheinungen können sich zu chronischen Gelenk-(Rücken-)schmerzen entwickeln. Um die Gelenke zu entlasten, muss unbedingt der Rumpf aufgerichtet werden.

Weil im Fall mangelnder Aktivitäten der Knorpel weniger umspült und ernährt wird, verringert sich die Knorpelschicht. Darum sollte bei Anzeichen von Arthrose ein längeres Ruhigstellen der Gelenke ebenso vermieden werden wie eine weitere Fehlbelastung.

Wenn durch krankengymnastisches Übungsgut Beschwerdefreiheit erwirkt werden kann, sollten weiterhin gymnastische Übungen die aufrechte Haltung stabilisieren. Eine exakte Bewegungsausführung ist noch wichtiger als bei unbelasteten Personen. Deswegen sollte eine Fachkraft ein sinnvolles Übungsprogramm gestalten und zusammen mit dem Patienten die Übungen richtig erklären und durchführen.

Bei Arthrose wäre ein Ruhigstellen des Gelenks kontraproduktiv. Eine sanfte Bewegung ist für die Belebung des Gelenks wichtig.

2.2 Rückenschmerzen im Zusammenhang mit der Muskulatur

Auftretende Rückenprobleme mit Wirbelsäule und Rumpf stehen meist in einer direkten Beziehung zu der aktiven Komponente des Bewegungsapparates (Muskeln). Die Wirbelsäule wird durch die Rumpfmuskulatur in Form gehalten und gesichert.

Kurzfristige Trainingserfolge motivieren. Sie sind aber keine Gesundheitserziehung.

In einer gesundheitsorientierten Konzeption wurde von BRODTMANN vorgeschlagen, zwischen Gesundheitsförderung und -erziehung zu unterscheiden. In Abgrenzung zur Gesundheitsförderung, bei der die Schüler über kurzfristiges Training Muskeln produzieren, befürwortet er die Gesundheitserziehung. In ihr sollen Einsichten und Kenntnisse langfristig wirksame Trainingsprozesse anbahnen.

Ein **Beispiel** für den Sinn einer solchen Differenzierung: Die Bauchmuskulatur neigt zum Abschwächen. Das heißt, ein einmal erzieltes Kraftniveau hält ohne weitere Trainingsreize nicht lange an. Da die Bauchmuskulatur für eine harmonische Rumpfmuskulatur von großer Bedeutung ist, sollte sie nicht einmalig oder nur über ein paar Wochen, sondern regelmäßig und nach Möglichkeit bis ins hohe Alter trainiert werden.

Jeder einzelne Muskel besteht aus Fasern, mit elastischen und kontraktilen Elementen. Die Muskulatur wird in verschiedene Fasertypen eingeteilt, deren Anteile genetisch überwiegend vorbestimmt sind. Diese Unterscheidung macht Sinn, da jeder Fasertyp eine andere Funktion wahrnimmt.

Zwei Grundtypen werden dabei unterschieden. Zum einen besitzt der menschliche Organismus ST-Fasern (slow-twitch-fibres), die durch den roten Muskelfaserfarbstoff Myoglobin gekennzeichnet sind. Dieser Fasertyp übernimmt stützende Haltefunktionen (z. B. die Bauchmuskulatur) und stabilisiert das Skelett. Daneben besitzen wir die weißen Muskelfasern, die dynamischen und schnellkräftig kontrahierenden FT-Fasern (fast-twitch-fibres). Da die Faserstruktur mit in die Wiege gelegt wird, ist sie durch Training nur bedingt veränderbar. Insofern wird auch der beste Trainer der Welt nicht aus einem Ausdauerläufer einen Sprinter hervorbringen können. Aus diesem Grund ist es auch berechtigt, dass bei der Leistungsbewertung in der Leichtathletik Überpunkte vergeben werden. So kann ein talentierter Sprinter die natürlichen Defizite im Ausdauerbereich ausgleichen und umgekehrt.

In diesem Kapitel soll das Verständnis für die rumpfstabilisierende Wirkung der Muskulatur vermittelt werden. Diese ergibt sich aus der Lage und dem Verlauf der Muskeln. Das Erkennen wird allerdings erschwert, weil die verschiedenen Muskeln oft mehrschichtig übereinander liegen.

Etliche Muskeln des Rumpfes haben eine Doppelfunktion. Zum einen arbeiten sie eher statisch, indem sie den Körper in aufrechter Position halten, zum anderen arbeiten sie dynamisch, indem sie den Rumpf beugen, strecken und rotieren.

■ *Die Rumpfmuskulatur*

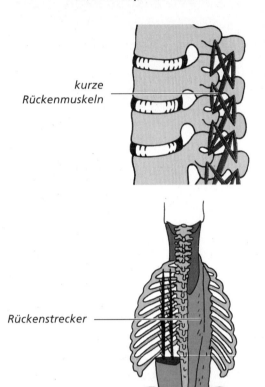

kurze Rückenmuskeln

Rückenstrecker

1. Die kurzen Rückenmuskeln
Viele kleinere und größere Muskeln verbinden die Wirbelfortsätze untereinander. Durch diese Muskeln wird die Streckung und Drehbewegung der Wirbelsäule unterstützt.

2. Der Rückenstrecker
Links und rechts neben der Wirbelsäule verlaufen von den Lendenwirbeln und dem Darmbeinkamm über die Rippen und Brustwirbel bis zum Nacken jeweils zwei Muskelstränge (der Langmuskel und der Darmbein-Rippenmuskel), die den Rumpf aufrichten. Sie können beim aufrecht stehenden Menschen gesehen und gefühlt werden.

Dieses Muskelkorsett hält zusammen mit den Sehnen und Bändern den Rumpf in der richtigen, aufrechten Position.

Die kurzen Rückenmuskeln und der Rückenstrecker neigen zum Verkürzen und können so Verspannungen erzeugen.

3. Der breite Rückenmuskel
Der breite Rückenmuskel (nicht dargestellt) überdeckt den Rückenstrecker. Er verläuft von den Dornfortsätzen der Kreuzbein-, Lenden- und unteren Brustwirbel sehr großflächig bis zur Kleinhöckerleiste des Oberarmbeines. Er zieht den erhobenen Arm wieder an den Körper heran.

4. Der Trapezmuskel
Der Trapezmuskel (nicht dargestellt) übernimmt mit seinen drei Abschnitten Streck-, Rotations- und Seitwärtsbewegungen. Er besitzt wie der Deltamuskel, agonistische und antagonistische Funktionen. Da ein Teil des Trapezmuskels wie eine herunterhängende Kapuze über der oberen Rückenhälfte liegt, wird er auch Kapuzenmuskel genannt.

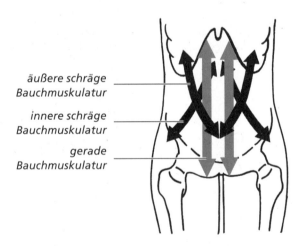

äußere schräge Bauchmuskulatur

innere schräge Bauchmuskulatur

gerade Bauchmuskulatur

5. Die Bauchmuskulatur
Die Bauchmuskulatur besteht aus vier Teilen. Die gerade, innere schräge und äußere schräge Bauchmuskulatur sind hauptverantwortlich für eine Rumpfstabilisation. Sie sind die Antagonisten zur Rückenmuskulatur und neigen zum Verkümmern. Ein regelmäßiges Training der Bauchmuskulatur fördert maßgeblich eine axiale Wirbelsäulenstellung. Des Weiteren entlastet sie durch die Funktion der Bauchpresse die Bandscheiben und unterstützt die Atmung.

6. Die Brustmuskulatur
Die Brustmuskulatur (nicht dargestellt) neigt zum Verkürzen. Um einen Rundrücken zu vermeiden oder wenn der obere Rückenbereich wieder aufgerichtet werden soll, muss dementsprechend die Brustmuskulatur gedehnt werden.

Zusammenfassung

Ist die Haltemuskulatur im Rumpf zu schwach, kann das Muskelkorsett die Gelenke nicht ausreichend stabilisieren. Treten abgeschwächte Muskeln in Verbindung mit verkürzten Muskeln auf, können dauerhafte Fehlstellungen mit entsprechenden Folgen entstehen.

■ Muskulatur, die zum Verkümmern neigt

Rückenprobleme aufgrund zu schwacher Muskulatur lösen einen Teufelskreis aus. Die mangelhafte Muskulatur führt zu Fehlhaltungen und Fehlbelastungen. Aufgrund der falschen Körperhaltung und der aufgetretenen Rückenschmerzen wird eine Schonhaltung eingenommen. Mit dem Einnehmen dieser will man Schmerzen vermeiden. Dies führt wiederum zu mangelnder Bewegung und weiteren Muskelverspannungen.

Soll der Teufelskreis durchbrochen werden, müssen die Schmerzen, eventuell kurzfristig mit medikamentöser Hilfe, beseitigt werden. Damit behandelt man allerdings nur die Symptome:

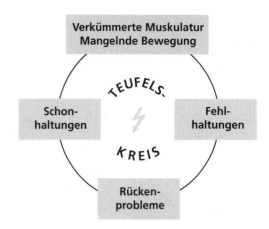

> Mobilisation und geeignetes Krafttraining beseitigen die Ursachen der Rückenschmerzen, die durch verkümmerte Muskeln bedingt sind.

Durch entsprechende kräftigende Funktionsgymnastik und Bewegungseinheiten beseitigt man auch die Auslöser der Beschwerden. Begleitend zur Mobilisierung und Kräftigung der verkümmerten Muskulatur können therapeutische Maßnahmen, wie Wärmebehandlungen (Fango) oder Reizstrombehandlungen empfehlenswert sein.

Auf jeden Fall muss Bewegung auch gegen bestehende Widerstände angeraten werden.

> Übertriebene Schonung der Muskulatur und Gelenke bei Rückenschmerzen ist genauso falsch wie belastende Körperaktivitäten.

Die wichtigsten Muskeln, die zum Verkümmern neigen. Sie sollten verstärkt gekräftigt werden!

Der vordere Sägemuskel (Musculus serratus anterior) verläuft von den Rippen bis zum inneren Rand des Schulterblatts.

Der Rautenmuskel (Musculus rhomboidei major et minor) verläuft von den Dornfortsätzen der oberen Brustwirbelsäule bis zum inneren Rand des Schulterblatts. Er liegt unter dem Trapezmuskel.

Der mittlere Anteil des Trapezmuskels (Musculus trapezius) verläuft von den Dornfortsätzen der oberen Brustwirbelsäule bis zur Schulterhöhe des Schulterblatts.

Der aufsteigende Teil des Trapezmuskels (Musculus trapezius) verläuft von den Dornfortsätzen der Brustwirbelsäule bis zur Schulterblattgräte.

Der gerader Bauchmuskel (Musculus rectus abdominis) verläuft von den Rippenknorpeln der 5. bis 7. Rippe bis zum Schambein.

Der äußere schräge Bauchmuskel (Musculus obliquus externus abdominis) verläuft von der Außenfläche der 5.–7. Rippe nach vorn-unten und geht in eine breite sehnige Platte über. Darunter liegt der innere (internus) schräge Bauchmuskel. Er verläuft vom Darmbeinkamm bis zu den letzten 3 Rippen und läuft ebenfalls in die breite sehnige Platte, die den geraden Bauchmuskel umschließt.

Der äußerer Schenkelmuskel (Musculus vastus lateralis) verläuft vom Schenkelbein des Oberschenkelknochens bis zur Rauigkeit des Schienbeins.

Der mittlere Gesäßmuskel (Musculus glutaeus medius) verläuft vom äußeren Rand der Darmbeinschaufel zum Rollhügel des Oberschenkelknochens.

Der innere Schenkelmuskel (Musculus vastus medialis) verläuft vom Schenkelbein des Oberschenkelknochens bis zur Rauigkeit des Schienbeins.

Der vordere Schienbeinmuskel (Musculus tibialis anterior) verläuft von der Außenseite des Kopfes des Schienbeinknochens bis zum ersten Mittelfußknochen.

Der große Gesäßmuskel (Musculus glutaeus maximus) verläuft vom Steißbein, Kreuzbein und der Darmbeinschaufel bis zur Außenseite des Kopfes des Schienbeinknochens. Er überdeckt den mittleren und kleinen Gesäßmuskel.

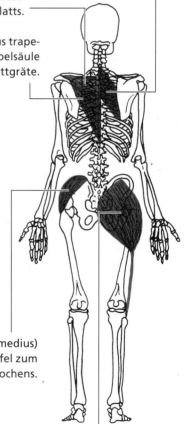

■ Muskulatur, die zum Verkürzen neigt

Eine verkürzte Muskulatur löst gleichermaßen einen Teufelskreis aus, der Rückenprobleme verstärkt. Diese führt ebenfalls zu Muskelverspannungen und dadurch zu Fehlhaltungen und Fehlbelastungen. Aufgrund der Rückenschmerzen wird eine Ausweichbewegung vollzogen. Weil dieses Ausweichen eine veränderte, »unnatürliche« Körperstatik festlegt, werden die Gelenke belastet, außerdem verkrampfen und verkürzen sich weitere Muskeln.

> Nur Mobilisation und geeignete Dehnübungen beseitigen die Ursachen von Rückenschmerzen, die durch verkürzte Muskulatur bedingt sind.

Ausgehend von der Analyse der Trainings- oder Arbeitsbelastung, die zu muskulären Verkürzungen führt, kann ergründet werden, welche Muskelverspannungen und Fehlhaltungen provoziert wurden.

Geeignete Gegenmaßnahmen sollen den bestehenden Teufelskreis unterbrechen. Zuerst wird eine weitere Belastung der verkürzten Muskeln vermieden. Deswegen darf bei Rückenschmerzen nicht sofort eine intensive Rückenkräftigung erfolgen. Anschließend helfen eine Trainingsumstellung und Ausgleichsübungen, dass die Muskulatur sich strecken und der Rumpf sich aufrichten kann.

Ein Entspannungsbad oder der gezielte Einsatz von Wärmflaschen begünstigt das Lösen von Verspannungen.

Die wichtigsten Muskeln, die zum Verkürzen neigen. Sie sollten verstärkt gedehnt werden!

Der große Brustmuskel (Musculus pectoralis major) verläuft vom Brust- und Schlüsselbein bis zur Großhöckerleiste des Oberarmknochens.

Der absteigende Teil des Trapezmuskels (Musculus trapezius) verläuft vom Hinterhauptbein und Nackenband bis zum äußeren Teil des Schlüsselbeins.

Der kleine Brustmuskel (Musculus pectoralis minor) verläuft von den Rippen bis zum Rabenschnabelfortsatz am Schultergelenk.

Der Schulterblattheber (Musculus levator scapulae) verläuft vom 1.–4. Halswirbel bis zum oberen Schulterblattwinkel. Er liegt unter dem Trapezmuskel.

Der Armstrecker (Musculus triceps brachii) verläuft vom Rand der Schultergelenkspfanne und vom Oberarmbein bis zum Hakenfortsatz der Elle. Er besteht aus drei Anteilen.

Der Rückenstrecker (Musculus sacrospinalis) besteht aus dem Langmuskel (verläuft von den Lendenwirbeln über die Brustwirbel und den unteren Rippen bis zur Halswirbelsäule) und dem seitlich anliegenden Darmbein-Rippenmuskel (verläuft vom Darmbeinkamm über die unteren Rippen bis zur Halswirbelsäule).

Der Lenden-Darmbeinmuskel (Musculus iliopsoas) verläuft vom 1.–4. Lendenwirbel und der Darmbeinschaufel bis zum kleinen Rollhügel des Oberschenkelknochens.

Die Adduktoren (Musculus aductor longus, brevis, magnus und Musculus gracilis) verlaufen vom Scham- und Sitzbein bis zur Knochenleiste an der Rückseite des Oberschenkelknochens und der schlanke Schenkelanzieher bis zur Innenseite des Schienbeinkopfes.

Die Muskelgruppe der Oberschenkelrückseite (Musculus ischiocrurales) verläuft vom Sitzbeinhöcker bis zum Wadenbeinkopf und der Innenseite des Schienbeinkopfes.

Der gerade Oberschenkelmuskel (Musculus rectus fermoris) verläuft vom vorderen, unteren Darmbeinstachel bis zur Schienbeinrauigkeit.

Der Schollenmuskel (Musculus soleus) verläuft vom Wadenbeinkopf, dem oberen Teil des Wadenbeins und dem Rand des Schienbeins bis zum Fersenbeinhöcker. Er wird vom Zwillingswadenmuskel überdeckt.

Der Zwillingswadenmuskel (Musculus gastrocnemius) verläuft vom Schenkelbeinknorren bis zum Fersenbeinhöcker.

2.3 Rückenschmerzen durch muskuläre Dysbalancen

Muskuläre Dysbalancen während der Pubertät sind natürlich.

Unter muskulären Dysbalancen versteht man die Störung des harmonischen muskulären Gleichgewichts. Sie treten in den Wachstumsphasen der Pubertät, durch die verschieden schnell verlaufenden Entwicklungsschübe, als natürliche Begleiterscheinungen auf. Während der Pubertät kommt es deswegen hauptsächlich zu Koordinationsproblemen, weil die hinzugewonnene Kraft noch nicht ausgewogen ist und kontrolliert gesteuert werden kann.

Muskuläre Dysbalancen als Folge einseitigen Trainings gefährden die Gesundheit.

Davon zu unterscheiden sind durch einseitiges Training verursachte muskuläre Dysbalancen. Hier wird die Bewegungsqualität vermindert, weil die Kraftabstimmung der beteiligten Muskeln nicht genügend berücksichtigt wird. Diese Defizite entwickeln sich entweder aufgrund abgeschwächter Muskeln oder weil Muskeln verkürzt sind und deswegen den harmonischen Bewegungsablauf blockieren oder weil die Nerv-Muskel-Funktionseinheit (Koordination) ungenügend trainiert wurde.

Ob die muskulären Dysbalancen durch Entwicklungsphasen oder durch einseitiges, falsches Training herbeigeführt werden, scheint von untergeordneter Bedeutung. Dank der genaueren Analyse der Bewegungsstörungen, können aber im Trainingsalltag oder im Unterricht unterschiedliche Schwerpunkte gesetzt werden.

Bei pubertären Dysbalancen muss tolerant auf ungelenkige Bewegungsabläufe reagiert werden. Solche Sperrigkeiten dürfen nicht als eine pathologische Veränderung angesehen werden.

Hinzu kommt, dass Schüler in diesem Alter schwer ihren Körper akzeptieren können. Deshalb bedarf es eines großen Einfühlungsvermögens. Ein (Aus-)Lachen wäre lernpsycholgisch äußerst ungünstig.

Im Unterricht sollte das Übungsprogramm vor allem inter- und intramuskuläre Koordinationsübungen anbieten. Zusammen mit ausgleichenden Kräftigungs- und Dehnübungen können vorhandene Koordinationsprobleme rasch verbessert werden.

Die muskulären Dysbalancen stellen Schwachstellen dar, die, wenn sie unberücksichtigt bleiben, als schwächstes Glied einer Funktionskette den Bewegungsablauf massiv stören können. In vielen Sportarten ist es deswegen notwendig, ausgleichende Gymnastikübungen anzubieten, damit der Trainingserfolg nicht gefährdet wird. (Vgl. Kapitel 2.5)

■ Dysbalancen im Nacken-Schulter-Bereich

Langes Sitzen in der Schule oder bei Autofahrten sowie eine vorwiegend sitzende Berufstätigkeit fördern die Entstehung von Verspannungen im Nacken-Halswirbel-Bereich. Kommen unergonomische Sitzmöbel hinzu, werden beginnende Verspannungen dadurch unterstützt. Je länger Fehlhaltungen oder Verspannungen andauern, desto wahrscheinlicher bzw. stärker treten Schmerzen auf. Im Nacken-Schulter- und oberen Rumpfbereich können Muskelverspannungen, -verhärtungen oder Verschleißerscheinungen an den Bandscheiben der Halswirbelsäule zu folgenden schmerzhaften Syndromen führen.

1. Das Schulter-Arm-Syndrom
Beim **Schulter-Arm-Syndrom** liegen Nervenreizungen im unteren Halswirbelsäulen- und oberen Brustwirbelsäulenbereich vor. Die dadurch auftretenden Schmerzen liegen in der Nackengegend. Sie können in den Kopfbereich ausstrahlen. Daneben kann im gesamten Schulter-Arm-Bereich ein Kribbeln empfunden werden.

2. Das Halswirbelsäulensyndrom
Das **Halswirbelsäulensyndrom** ist durch einen »steifen Nacken« häufig in Verbindung mit Kopfschmerzen gekennzeichnet. Die Nerven in der Halswirbelsäule sind gereizt. Der Nacken ist verspannt. Wärmeanwendungen und sanfte Dehnungen können diese Verspannungen lösen.

■ Dysbalancen im Lendenwirbelsäulenbereich

Die funktionale Verbindung von Becken und Wirbelsäule sorgt für eine gute Körperhaltung. Eine durch Muskelverkürzungen bedingte Beckenkippung bringt diese Balance durcheinander.

Besonders die für die Beckenaufrichtung entscheidenden Hüft- und Beinmuskeln sind deswegen für die richtige Körperhaltung verantwortlich. Wenn die zum Verkürzen neigende Lenden-Darmbein- und Oberschenkelmuskulatur in der Tat Dehnrückstände aufweisen, sind Fehlhaltungen kaum vermeidbar. Mit der Beckenkippung verschlechtert sich die Kraftübertragung von der Wirbelsäule auf das Becken. Diese Kraftverlagerung kann zu Muskelverspannungen, Bandscheibenproblemen und Rückenschmerzen führen.

Unterstützt wird diese Fehlhaltung, wenn die Synergisten und Antagonisten der beugenden Muskulatur abgeschwächt sind. Eine schlechte Beckenstabilisation oder sogar Beckenkippung wird durch eine abgeschwächte Bauch- und Gesäßmuskulatur negativ begünstigt. Diese durch Verkürzungen und Abschwächungen bedingte Beckenkippung führt zur Hyperlordose. Die Volkskrankheit »Rückenbeschwerden« steht eindeutig mit den muskulären Dysbalancen in einem kausalen Zusammenhang.

Werden muskuläre Dysbalancen verstärkt, besteht die Gefahr, dass sich Probleme in der Lendenwirbelsäulenregion zu massiven Kreuzschmerzen entwickeln können.

Trainingsempfehlung:
1. Sollen Rückenschmerzen im Lendenwirbelbereich verhindert werden, dann müssen die **verkürzten Muskeln**
   Hüftbeuge- und Rückenmuskeln
   gedehnt und sollten vorläufig **nicht** explizit gekräftigt werden.
2. Zum andern sollten die **abgeschwächten Muskeln**
   Bauch- und Gesäßmuskeln
   mindestens 2- bis 3-mal in der Woche intensiver **gekräftigt** werden.

2.4 Funktionsgymnastik

Traditionelle und auch neuere Gymnastikübungen gibt es in nahezu jeder Körperlage in Hülle und Fülle. Eine kritische funktionale Prüfung der ausgewählten Übung findet teilweise nicht statt. Nicht selten werden beliebige funktionsgymnastische Übungen nach dem Zufallsprinzip zu einem Trainingsprogramm zusammengestellt.

Auf die Frage: »Was würden Sie bei Rückenschmerzen tun?«, antworten über 90 Prozent mit der lapidaren Antwort: »Ich würde die Bauch- und Rückenmuskeln kräftigen.«

Jedoch wäre bei der Mehrzahl der Personen, die an Rückenschmerzen leiden, eine explizite Rückenkräftigung als Gegenmaßnahme akuter Rückenschmerzen problematisch. Rückenschmerzen resultieren häufig aus einer verspannten und verkürzten Rückenmuskulatur. Wenn diese Muskeln jetzt noch mehr gekräftigt werden, ziehen sich diese weiter zusammen. Eine Zunahme von Verspannungen und qualvollen Schmerzen ist folglich wahrscheinlich.

> *Obwohl ausgewählte funktionsgymnastische Übungen funktional richtig den Rücken kräftigen, sind solche Übungen nicht immer sinnvoll, weil sie die erhoffte Funktion (nämlich Rückenschmerzen vermeiden) nicht erfüllen.*

Sowohl direkt am Anfang einer Sportstunde als auch am Ende ist eine akzentuierte Rückenkräftigung unangemessen.

Nach der Trainingslehre können zwei Gesetze für die Funktionsgymnastik definiert werden.

> *Bevor am Anfang einer Sportstunde oder Trainingseinheit mit der Rückenkräftigung begonnen wird, sollte die beteiligte Muskulatur mobilisiert und gedehnt werden, damit Verspannungen nicht verstärkt oder Muskelverletzungen provoziert werden.*

> *Am Ende einer Sportstunde oder Trainingseinheit ist eine Rückenkräftigung selten effektiv, weil der Körper im ermüdeten Zustand nicht mehr sinnvoll gekräftigt werden kann. Vielmehr sollten regenerierende und dehnende Übungen die Einheit abschließen.*

Es darf aber nicht nur darum gehen, falsche, den Bewegungsapparat belastende Übungen zu vermeiden. Natürlich muss auch die Bewegungsqualität stimmen und es müssen Ausweichbewegungen korrigiert werden. Aber nicht an Stelle, sondern innerhalb der Gesetze der Trainingslehre.

> *Funktionsgymnastische Übungen stehen nicht als »funktionales Äquivalent« für einen Übungsaufbau, der nach trainingswissenschaftlichen Gesichtspunkten gegliedert ist.*

Funktionsgymnastische Übungen sollen deswegen nicht nur die vorgegebenen anatomischen körperlichen Bewegungsmöglichkeiten einhalten, sie müssen also auch im Trainingsprozess richtig eingesetzt werden. So ist beispielsweise eine Rückenkräftigung am Anfang oder Ende einer Sportstunde unangemessen.

> *»Ein verkümmerter Muskel wird durch gutes Zureden nicht kräftiger.«*

Bewegungs- und Körperkonzepte, die z.B. die psychischen Faktoren von Rückenschmerzen stärker betonen oder Aussagen aus dem Bereich der Kinesiologie haben natürlich ihre Berechtigung, aber muskulären Dysbalancen muss vorwiegend mit ordentlichen Trainingsreizen im geplanten Trainingsprozess begegnet werden. Die Effektivität für den Bewegungsapparat basiert auf physiologischen Grundlagen. Einschränkend muss zugegeben werden, etliche physiologische Abläufe werden bisher nur modellhaft erklärt. Bei vielen Hypothesen besteht aber eine hohe Wahrscheinlichkeit, dass die funktionalen Zusammenhänge zutreffend erforscht wurden.

Die Erklärungen des Stretchings sind dagegen noch nicht endgültig beendet. Sicherlich ergänzen weitere Versuche und Hypothesen bestehende Annahmen. Die verletzungsvorbeugende Wirkung von Stretchingübungen im Vergleich zur konventionellen Schwunggymnastik, steht allerdings außer Frage. Ob andere Dehntechniken noch effektiver oder als Ergänzung sinnvoll sind, muss in der Zukunft noch geklärt werden.

Die Funktionsgymnastik überprüft auf der Grundlage bewegungsanalytischer Erkenntnisse den effektiven Wert einer Übung für einzelne konditionelle Faktoren (vor allem für die Kraft und Beweglichkeit). Gleichzeitig wird die Bewegungsqualität genauer untersucht, indem eine Bewegungsausführung während der Dehnübung mit der optimalen Gelenkstellung für den gewünschten Dehneffekt verglichen wird.

In gleicher Weise werden Gelenkstellungen bei Kraftübungen empfohlen. Entscheidend ist, dass die beteiligten Muskeln oder Muskelgruppen einzelnen Kraftübungen zugeordnet werden. Ziel ist, dass in der Praxis auch wirklich die gewünschten Muskeln und nicht ganz andere Muskelgruppen gekräftigt werden.

Die Funktionsgymnastik spricht nicht nur Empfehlungen aus, sie kritisiert auch Fehler in der Bewegungsgenauigkeit. Unfunktionale Gelenkstellungen während des Übens müssen korrigiert werden, wenn die Funktion (Dehnung oder Kräftigung) aufgrund der gewählten Gelenkstellung nicht erzielt werden kann. Erst recht, wenn durch die unfunktionale Bewegungsausführung Schädigungen des Bewegungsapparates folgen können.

Des Weiteren versucht die Funktionsgymnastik eine sinnvolle Übungsreihenfolge zu empfehlen. Eine intensive Dehnübung zum falschen Zeitpunkt ist genauso falsch oder sogar schädigend wie eine Kräftigung ohne entsprechende Vorbereitung. Ausgehend von der vom Gelenk vorgegebenen Bewegungsamplitude, wird zum Beispiel die Arm-Schulter-Region hinsichtlich einer Hyper- und Hypomobilisation untersucht. Daraufhin werden entweder Muskelverspannungen gelöst oder Kraftdefizite abgebaut.

Bei der Funktionsgymnastik erfolgt schwerpunktmäßig eine

- körperschonende Mobilisation, bei der belastende Muskel-Gelenk-Verspannungen gelöst und verkürzte Muskeln sanft gedehnt werden,
- Verbesserung der Koordination, indem Muskelgruppen angebahnt und miteinander in eine wechselseitige Beziehung von Belastung und Entspannung, Bewegungs- und Kraftreizen ausgesetzt werden,
- stabilisierende Rumpfkräftigung, indem Muskelschlingen wahrgenommen und Muskelgruppen in biomechanisch günstiger Position gekräftigt werden.

2.5 Gesundheitssport an der Schule

Schulkinder sitzen heute die meiste Zeit des Tages: in der Schule, vor dem Fernseher bzw. vor dem Computer und beim Essen. In den Städten, wo weniger natürliche Spielflächen als früher existieren, ist die körperliche Leistungsfähigkeit bei vielen dieser Kinder erschreckend zurückgegangen.

Erhebliche körperliche Mängel lassen sich in den folgenden Bereichen feststellen:

Physiologische Defizite	Notwendige Gegenmaßnahmen
Herz-Kreislauf-System	Ausdauerschulung
Haltungsschwächen	z. B. Rückenschule
Koordinationsschwierigkeiten	Vielfältige Aufgabenstellungen
Konzentrationsprobleme	Kreative und abwechslungsreiche Übungen (Bewegungsphasen)
Übergewicht	gesündere Ernährung, Bewegung, Geborgenheit (wenn psychische Probleme belasten)

Damit die körperlichen Defizite nicht zu tickenden Zeitbomben werden, die früher oder später die Gesundheit angreifen, sollte mit Nachdruck darauf hingewiesen werden, dass die entsprechenden Risikofaktoren rechtzeitig, aktiv angegangen werden. Besonders die verantwortlichen Politiker stehen in einer Fürsorgepflicht. Sie müssen unbedingt die notwendigen Rahmenbedingungen für präventive Maßnahmen schaffen.

Im Lehrplan und in den Erziehungsaufträgen findet man zum Teil entsprechende Lernziele (vgl. Kapitel 1.3). Im Unterrichtsalltag wird jedoch der Aspekt der Gesundheitserziehung fächerübergreifend zu wenig umgesetzt oder ist noch nicht im Bewusstsein der verantwortlichen Personen.

Der Sportunterricht kann zweckdienlich zur Gesundheitserziehung beitragen. So muss z. B. der Schulsport, will er trainingswirksam eine Veränderung (Superkompensation) bewirken, wesentlich intensiver die Schüler fordern und fördern.

Freilich hat das Gesundheitsmotiv, auch bei jungen Menschen, eine zentrale Bedeutung. Bei der Verbindung des Schulsports mit dem Wunsch, etwas für die Gesundheit tun zu wollen, stößt man zweifellos auf problematische Aufgabenstellungen.

»Sport ist Mord!« ist eines der häufigsten Zitate, die man über den Sport und auch den Sportunterricht hört. Damit treffen die Kritiker nicht die ganze Wahrheit, aber absolut falsch liegen sie dennoch nicht.

> *Die frühe Spezialisierung auf eine Sportart begünstigt einseitige Belastungen des Bewegungsapparates. Ein hoher Leistungsdruck fördert die zugemutete Akzeptanz von extremen Belastungsspitzen.*

Ganz ohne Zweifel darf sich jeder Sportler über eine erbrachte Leistung freuen. Der Schulsport ist vorzüglich dazu geeignet, dass Schüler persönliche Erfolgserlebnisse erleben: Solche Erfahrungen befriedigen das Leistungsmotiv.

Je mehr jedoch die Leistung im Vordergrund steht, wie z. B. in der gymnasialen Oberstufe im Leistungskurs Sport, desto eher besteht die Gefahr, dass das Sportartenlernen dem Verantwortungsbewusstsein für den einzelnen Schüler und dem gesundheitlichen Aspekt vorgezogen wird.

Selbst wenn im besten Wissen systematisch für eine Prüfung trainiert wird und dabei jeweils vorbereitend aufgewärmt und gymnastisch gedehnt und funktional gekräftigt wird, können gravierende gesundheitliche Probleme bei den Schülern folgen. Leider kann man sogar teilweise anfügen: Weil zielgerichtet und systematisch für eine Prüfung trainiert wird und jeweils vorbereitend aufgewärmt, gymnastisch gedehnt und funktional gekräftigt wird, entstehen gelegentlich daraus gesundheitliche Probleme bei den Schülern.

Es wäre angemessen den Unterrichtsauftrag, den Trainingsbegriff und die Trainingslehre grundlegend zu erweitern, damit präventiv Sportverletzungen vermieden werden können.

■ Erweiterte Trainingsgesetze

1. Erweiterung
Jede Sportart provoziert spezifische muskuläre Dysbalancen. In der Planung einer Unterrichtseinheit müssen diese Schwachstellen analysiert werden. Während des Unterrichts oder Trainingsprogramms sollen muskuläre Dysbalancen abgebaut werden, damit Sportverletzungen nicht den Gesamterfolg gefährden, auch wenn das nicht zur direkten Leistungssteigerung für die betreffende Sportart beitragen kann.

2. Erweiterung
Je intensiver eine Sportart betrieben wird, desto mehr besteht die Gefahr, dass muskuläre Dysbalancen sich verstärken und zu einem gesundheitlichen Risiko werden. Deshalb müssen proportional zum spezifischen Training für eine Sportart auch deren muskuläre Dysbalancen beachtet werden und für deren Beseitigung präventiv und ergänzend trainiert werden. Nur dann können Höchstleistungen in einer Sportart erreicht werden. Das bedeutet, je umfangreicher Leistungssport betrieben wird, desto intensiver müssen die jeweiligen »Problemmuskeln« gekräftigt bzw. gedehnt werden.

3. Erweiterung
Jede Sportart birgt in sich ein spezifisches Verletzungsrisiko. Dieses wird durch verschiedene Variablen verstärkt oder herabgesetzt. Solche sind u. a.:

- die genetisch angelegten Muskelfaserstrukturen (durch Training kaum veränderbar),
- die Planung, die Durchführung von Trainingseinheiten und die zugehörigen Regenerationsmaßnahmen (von der Lehrkraft steuerbar),
- äußere Faktoren, wie Witterung, Bedeutung des Wettkampfes, gegnerische Tätlichkeiten usw. (teilweise oder nur bedingt veränderbar).

Wenn der Sportunterricht präventiv zur Gesunderhaltung der Schüler beitragen soll, dann kann dies am einfachsten über die Planung und die Durchführung von Unterrichtseinheiten sowie die zugehörigen Regenerationsmaßnahmen erfolgen.

Zum wirksamen Vorbeugen von Sportverletzungen und zur optimalen Leistungsentfaltung gehören:

1. angemessen und geplant durchgeführte Aufwärmprogramme.
2. gymnastische Übungen, die begleitend eine Sportart unterstützen, indem für diese Sportart wichtige Konditionselemente trainiert werden (z. B. Rückenschule für Schwimmer).
3. kompensierende Übungen, die die muskulären Dysbalancen der jeweiligen Sportart ausgleichen (z. B. Dehnung der Wadenmuskulatur bei Läufern).
4. ergänzende Übungen, die weitere gesundheitsorientierte Inhalte trainieren. Eine Rückenschule oder eine Ausdauerschulung ergänzt die Unterrichtseinheit Volleyball, falls während der Unterrichts- bzw. Trainingsstunde für die Rumpfkräftigung bzw. für das Herz-Kreislauf-System kein angemessener Trainingsreiz ausgelöst werden kann.
5. gezielte Abwärm- und Regenerationsübungen im so genannten »Cool-down«. Dabei sollen trainingsbedingte Stoffwechselprodukte, die bei der Energiegewinnung entstanden sind, abgebaut werden. Um Verspannungen der Muskulatur vorzubeugen, werden die zum Verkürzen neigenden und die intensiv trainierten Muskeln gedehnt und entspannt.

■ *Kurze Zusammenfassung und (erweiterte) didaktische Aufgabe*

Jede Sportart kann, bedingt durch die spezifischen Trainingsprozesse und die dadurch vorhandenen spezifischen Funktionsbelastungen des Bewegungsapparates, Funktionseinschränkungen und Sportverletzungen herbeiführen.

Da der Schulsport in der Tat den Auftrag hat, gesundheitswirksame Aspekte zu berücksichtigen, muss der Unterrichtsprozess genau geplant werden. Mit der gesundheitsdidaktischen Gliederung des Unterrichts können zum einen die verschiedenen Ursachen für Bewegungsschmerzen vermieden und degenerative Erkrankungen bzw. Fehlbelastungen reduziert werden, zum anderen sollten gesundheitsfördernde Mindestbelastungen im Sportunterricht erfolgen, um körperliche Defizite zu verhindern.

Damit muskuläre Dysbalancen erst gar nicht entstehen oder um dieselben abzubauen, sollte am Anfang der Stunde angemessen aufgewärmt werden. Außerdem ist es ratsam, funktionsgymnastische bzw. konditionelle Übungen als unterstützende Elemente in die Unterrichtseinheit einzubauen. Diese Übungen kompensieren mögliche Defizite und fördern ergänzend die Gesundheit.

Am Ende der Sportstunde ist es sinnvoll, eine effektive Regeneration einzuplanen. Mindestens 5–10 Minuten sind dafür vorzusehen. War die Trainingsbelastung sehr intensiv, empfiehlt sich eine längere Regenerationsphase.

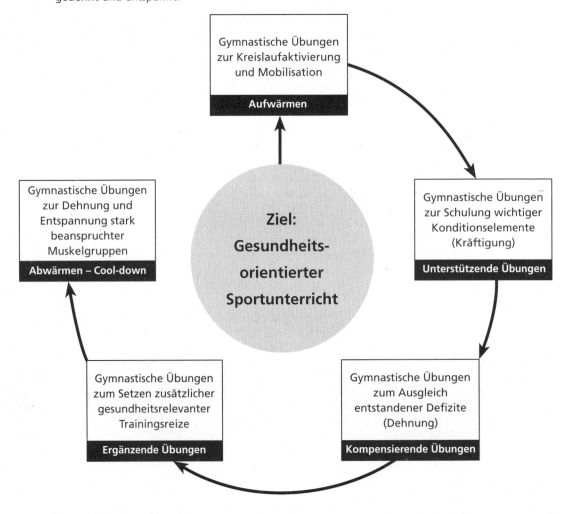

2.6 Prävention und Kompensation

Präventive und kompensierende Übungen haben ihren Ursprung und theoretischen Hintergrund in der Krankengymnastik. Es geht aber in erster Linie nicht darum, bereits vorhandene pathologische Fehlhaltungen und bestehende Erkrankungen zu therapieren. Vielmehr sollen Hilfestellungen erlernt werden, wie Beschwerden im Bereich des Bewegungsapparates (ganz besonders der Wirbelsäule) vermieden werden können. Wenn die Ursache von Rückenbeschwerden u. a. muskuläre Defizite im Rumpfbereich sind, sollen diese teilweise hartnäckigen Kreuzschmerzen durch gymnastische Übungen vermindert oder ganz verhindert werden.

Die folgende Grafik stellt die Stufeneinteilung der Gesundheitserziehung dar, die sich an die Einstellung, das Verhalten und die Lebensgewohnheiten der Menschen richtet. Anschließend wird die Gliederung noch konkreter auf den Bewegungsapparat übertragen.

Gliederung der Präventionsmaßnahmen
Präventionsebenen der Gesundheitsförderung und Gesundheitserziehung

1. Stufe Primäre Prävention	2. Stufe Sekundäre Prävention	3. Stufe Tertiäre Prävention
Ziele: • Gesunderhaltung • Mögliche Leiden des Bewegungsapparates oder Beschwerden des Herz-Kreislauf-Systems sollen durch vorbeugende Maßnahmen verhindert werden.	**Ziele:** • Abbau von Risikofaktoren • Gegen erste Beschwerden im Bewegungsapparat oder Herz-Kreislauf-System wird angegangen.	**Ziele:** • Behandlung bestehender Erkrankungen • Bestehende Erkrankungen sollen sich nicht weiter ausdehnen und eine weitere Verschlechterung soll vermieden werden.

Dementsprechend orientieren sich die präventiven Bemühungen nach dem momentanen körperlichen Zustand:

Bei der primären Prävention sollen mögliche Leiden des Bewegungsapparates oder zukünftige Rückenschmerzen durch vorbeugende Übungen verhindert werden. Die Maßnahmen erfolgen, obwohl noch keine konkreten Anzeichen für (Vor-)Schädigungen bestehen. Informationen und praktische Übungen wollen das Körper- und Gesundheitsbewusstsein steigern.	Bei der sekundären Prävention wird gegen erste Beschwerden im Bewegungsapparat oder leichte Rückenprobleme angegangen. Besonders wenn beruflich bedingt Risikofaktoren hinzukommen, sollen Haltungsänderungen und eine Verbesserung der Arbeitsposition weitere Verschlechterungen des Bewegungsapparates verhindern helfen.	Die tertiäre Prävention greift, wenn erhebliche Schmerzen vorliegen. Die Maßnahmen verfolgen zwei Ziele: Zum einen sollen sich bestehenden Schädigungen nicht weiter ausdehnen. Zum anderen soll eine weitere Verschlechterung des Bewegungsapparates vermieden werden. Übungen sollen den Körper bewegen und stabilisieren, so dass die Schmerzen gelindert werden.

Da die Kosten für therapeutische und rehabilitative Maßnahmen davongaloppieren, ist eine angemessene Prävention bereits im Sozialisationsprozess von außerordentlicher Bedeutung (vgl. Kap. 3.8). Insofern rentieren sich präventive Anstrengungen. Aufgrund der schwindenden körperlichen Bewegung bei unserer heutigen Lebensweise nehmen Bewegungsmangelkrankheiten und damit auch Rückenprobleme wahrscheinlich weiterhin stetig zu.

Vor dem 1. Januar 1997 galt folgende gesetzliche Grundlage (§ 20 des Sozialgesetzbuches (SGB) V): »Die Krankenkassen ... sollen den Ursachen von Gesundheitsgefährdungen und Gesundheitsschäden nachgehen und auf ihre Beseitigung hinwirken.« Bis zum Dezember 1996 unterstützten dementsprechend die Krankenkassen qualitative Präventionsangebote, auch wenn die Teilnehmer noch keine Krankheitssymptome aufwiesen.

⚡ *Seit Januar 1997 dürfen die Krankenkassen finanziell nur noch Maßnahmen unterstützen, die die Symptome von Rückenschmerzen behandeln. Die finanzielle Unterstützung, um Rückenschmerzen vorbeugend zu verhindern, also die Bekämpfung der Ursachen von Rückenproblemen, wurde gesetzlich untersagt. Bildungspolitisch vergleichbar wäre ein Gesetz, dass zwar Nachhilfe erlaubt, aber die Unterrichtsstunden reduziert würden.*

Dank der zweiten Stufe von Seehofers Gesundheitsreform werden die Kosten gesundheitsorientierter Kurse in der Primärprävention nicht mehr von der Krankenkasse übernommen.

Aufgrund der Änderung des § 20 des Sozialgesetzbuches dürfen gesundheitsfördernde Angebote nur beratend unterstützt werden. Die Sekundär- und Tertiärpräventionsmaßnahmen dürfen nach § 43 (2) SGB teilweise oder ganz finanziert werden.

Da die Statistiken eine deutliche Zunahme von Haltungsschwächen und -schäden dokumentieren, kann vermutet werden, dass dieses Gesetz mittel- und langfristig enorme Kosten verschulden wird, weil die Beseitigung der Wirkung (Kreuzschmerzen) wesentlich teurer als Maßnahmen der Primärprävention sein dürfte. Allerdings könnte die Schule durch eine bessere gesundheitliche Aufklärung manchen Schaden vermeiden helfen.

2.7 Motivationale Probleme

Obwohl der Sportunterricht in der Beliebtheit bei den Schülern eine Spitzenposition einnimmt, was zugegebenermaßen für die Unterrichtenden eine beachtliche Motivationshilfe darstellt, sind dennoch etliche Inhalte des Sportunterrichts, wie die gesundheitlichen Aspekte, schwerer vermittelbar. Dieselben Schüler, die das Wochenende über mehr oder weniger durchtanzen, fallen immer wieder im Unterricht durch Zurückhaltung auf.

Vor allem die Angebote des Gesundheitssports wie funktionsgymnastische Übungen, Stretching und Rückenschule sind in sich nicht überaus motivierend. Manches Mal empfinden die Schüler solches Training als verhältnismäßig langweilig.

Teilweise fehlen anschauliche Vorbilder oder die Verpackung, in welche derartige Übungen integriert werden, ist für Schüler nicht attraktiv genug. Dabei werden die Bedürfnisse nach einer entsprechenden Gymnastik geweckt. So vermittelt uns beispielsweise die Werbung ein »Körperfeeling«. Schlanke und knackige, von oben bis unten durchgestylte Körper werden immer wieder als Ideale angepriesen.

Ebenso scheint die Grundmotivation für einen Gesundheitssport vorhanden zu sein. Das BAT-Freizeitforschungsinstitut in Hamburg informiert jedes Jahr erneut, dass die Gesundheit als einer der wichtigsten Werte für junge Menschen angesehen wird.

Als extrinsische Motivation kann die Aufklärung über Rückenprobleme in der Gesellschaft und im Leistungssport wirken. Die Schüler bewundern Spitzenathleten. Der Sinn einer effektiven Verletzungsprophylaxe wird von den Schülern nachvollziehbar, wenn bekannte Sportler wegen Rückenproblemen pausieren müssen (z. B. Steffi GRAF/Tennis, Bernhard LANGER/Golf, Armando Diego MARADONA/Fußball, ...).

Als intrinsische Motivation können eigene Erfahrungen mit funktionsgymnastischen Übungen wirken. Wenn die Schüler am eigenen Körper nachempfinden können, wie Muskelverspannungen weniger auftreten oder sie sehen, wie der Körper nach Dehnübungen um ein paar Zentimeter größer ist, dann werden in den kommenden Wochen funktionsgymnastische Übungen gerne angenommen.

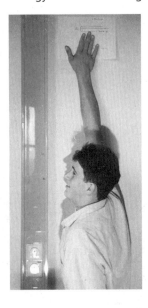

»Wachstum durch Dehnung«
Beispiel: Ein Schüler stellt sich seitlich bündig an die Wand und streckt den Arm und die Finger maximal nach oben. Nach 3–5 Dehnübungen wird wieder gemessen. Die Körperlänge hat bei älteren Schülern durchschnittlich um 2,5 cm zugenommen.

2.8 Rückenschule mit Musik

Die Aerobic-Welle stand am Beginn einer musikgymnastischen Ära. Der Anreiz, sich mit Musik fit zu halten, nahm teilweise extreme Formen an. Ein neuer Körperkult war geboren. Zu hunderten pilgerten Aerobicfreaks zu den Bewegungs- und Gesundheitstempeln, die mal Fitnesscenter, mal Sporthalle genannt wurden. Im gleichen Takt wippten, rannten und trainierten teilweise hunderte von Sportlern gleichzeitig.

■ Gefahren der Musikfitness

Jedoch berücksichtigte diese Aerobicbewegung selten körperliche Unterschiede. Ob durchtrainiert oder mit dünnen Beinen, ob Leistungssportler oder mit Wohlstandsbauch, es gab kaum Differenzierungsangebote oder eine einfühlsame Beratung durch die Lehrkraft.

Ehrgeizig spulte man Fitnessübungen herunter. Die möglichen Gefahren, die durch Überforderungen oder Pressatmung entstehen können, wurden lange Zeit nicht beachtet oder verdrängt.

Die fitnesssüchtigen Aerobicanhänger kämpften deswegen immer wieder mit Überbelastungserscheinungen. Obendrein wurde häufig falsch trainiert. Als Folge falscher Belastungen, für die Betroffenen überwiegend unerwartet, traten heftige Gelenk- und Kreuzschmerzen auf. Etliche dieser Übungen schadeten dem Körper, weil sie z. B. nicht wirbelsäulenschonend durchgeführt wurden und dadurch die Rückenwirbel auf den Nerv drückten, unter anderem indem diese verrutschten.

Der Sportunterricht sollte für alle Schüler angemessene Übungsinhalte bieten. Die Dynamik der Musik und der Schwung der Lehrkraft kann dazu führen, dass sich Anfänger vernachlässigt fühlen: Ihnen liegen die Übungen nicht, weil sie diese überhaupt nicht ausführen können, da deren Komplexität nur Schüler mit Vorerfahrung zum Mitmachen einlädt.

■ Chancen der Musikfitness

Die Musikfitness kann unter Beachtung sportwissenschaftlicher und funktionsgymnastischer Erkenntnisse zum effektiven Sportangebot werden. Neben dem Ausdauertraining können auch koordinative und alle anderen konditionellen Fertigkeiten und Fähigkeiten verbessert werden. Selbst Haltungsschäden sind präventiv mit Hilfe von richtigen Übungen mittel- und langfristig vermeidbar.

Natürlich gelten beim Aufwärmen, beim Krafttraining oder Ausdauertraining mit Musik ebenso die allgemeinen Trainingsgesetze. Das bedeutet, durch die Musik werden verschiedene Aspekte des Konditionstrainings methodisch unterstützt.

Mit Hilfe der Musik können Hochleistungs-, Freizeit- und Hobbysportler im Anfängerbereich trainieren. Die einen wollen eher eine Abwechslung des harten Trainingsalltages erzielen, die anderen wollen mehr präventiv oder rehabilitativ ihren Kreislauf auf Vordermann bringen oder den Rücken schonend trainieren.

Da die Musik sich variantenreich einsetzen lässt und obendrein die Übungsteilnehmer motiviert, eignet sie sich ausgezeichnet für den Schulsport.

Durch die Musik kann Freude und Spaß an der Bewegung vermittelt werden, was noch viel zu wenig genutzt wird. Für jede Leistungsgruppe können vielseitige musikgymnastische Programme zusammengestellt werden. Dabei kann ein Musikprogramm als Grundlagen- und Ganzkörpertraining oder als gezieltes, spezielles Konditionstraining eingesetzt werden. Der Einsatz von Musik bietet die Chance, den Sportunterricht für Schüler attraktiver zu gestalten.

Darüber hinaus haben die meisten Schüler eine positive Einstellung zur Musik. Aus diesem Grund bewegen sie sich mit Musik intensiver und ausdauernder als ohne dieselbe. Ähnliche Übungsumfänge und Trainingserfolge wären deswegen ohne Musikunterstützung bei vielen Schülern nur mit großer Mühe erreichbar.

■ Musikauswahl und die Bedeutung des Rhythmus

Welche Musik kommt in Frage? Im Prinzip ist nahezu jede Musik in einem Fitnessprogramm verwendbar. Die ausgewählte Musik soll zum einen den beabsichtigten Bewegungsablauf unterstützen, zum anderen soll mit Hilfe der Musik die individuelle Leistungsbereitschaft gesteigert werden. Entscheidend beim Heraussuchen der richtigen Musik ist, dass die ausgewählte Musik animierend wirkt, damit die angebotene Übungsaufgabe mit Freude angegangen wird. Die Musik soll motivieren und den Eustress fördern.

An drei Leitfragen kann die Lehrkraft sich orientieren:

- Welche Übung wird mit der Musik verbunden?
- Wie alt sind die Übungsteilnehmer?
- Welche Musik gefällt mir?

1. Welche Übung wird mit welcher Musik verbunden?
Im Gegensatz zur Aerobic, wo der Takt immer klar für alle vorgegeben wird, plädiert der Autor für einen offeneren Rhythmus und eine individuelle Betrachtung jedes Teilnehmers. Deswegen wird hier auch von Fitness- und Konditionsübungen mit Musikunterstützung oder **Rückenschule mit Musikunterstützung** gesprochen.

Es macht trainingswissenschaftlich wenig Sinn, wenn alle Schüler zu jedem Zeitpunkt dieselbe Intensität durchführen. Damit wird man zumeist weder dem trainierten noch dem untrainierten Übungsteilnehmer gerecht.

Bedingt durch die genetisch festgelegte Faserstruktur des Muskels sind die Stärken oder Begabungen bei jedem Menschen verschieden. Aus diesem Grund wird ein ausdauernder Schüler nicht gleichzeitig besonders schnellkräftig sein.

Sinnvoll ist eine Musik, die sowohl die schwächeren als auch die leistungsstarken Schüler im Bewegungsablauf unterstützt.

Je nachdem welches Trainingsziel angestrebt wird, sollte eine stark taktbetonende (z. B. klassische Skigymnastik), eine ruhige (z. B. Ausgleichsgymnastik) oder eine rhythmisierende aber nicht zu akzentuierte Musik (z. B. Laufen) ausgewählt werden.

Weil aber das Trainingsniveau bei den Schülern ungleichmäßig ausgeprägt ist, sollte eine differenzierte Aufgabenstellung erfolgen.

2. Das Alter bestimmt die Musikwahl
In einer fünften Klasse sind die Musikwünsche nicht dieselben wie in der Oberstufe oder bei einer Übungsgruppe mit Jungsenioren. Optimal wäre es, auf die verschiedenen musikalischen Erwartungen einzugehen.

Da die aktuellen Musikrichtungen sich rasch verändern, sollte die Lehrkraft die Schüler bei der Musikauswahl einbeziehen. Die Schüler können ihre eigene Lieblingsmusik mitbringen. Die letzte Entscheidung, welche Musik davon ausgewählt wird, sollte sich in jedem Fall der Lehrer vorbehalten. Falls eine mitgebrachte Musik nicht in das Übungsprogramm eingebaut wird, muss dies dem betreffenden Schüler kurz und einleuchtend begründet werden.

Didaktischer Tipp:
Die Musik von den Schülern sollte sich der Lehrer rechtzeitig vor der Übungseinheit mitbringen lassen, um diese zu einem Übungsprogramm zusammenzuschneiden. Auf diese Weise identifizieren sich die Schüler noch mehr mit der Musik und sie sind eher bereit, die gewünschte Belastungsintensität durchzuhalten.

3. Der Musikgeschmack der Lehrkraft
Obwohl der didaktische Ansatz, den Unterricht schülerorientiert zu gestalten, berechtigt ist, arbeitet die Lehrkraft mehrfach mit dem Musikprogramm. Damit aber dem Lehrer nicht selber die Freude an der Musikfitness verloren geht, sollte ihm die ausgearbeitete Musikzusammenstellung zumindest teilweise persönlich gefallen. Sicherlich muss beim Einschneiden der Musik hin und wieder ein Kompromiss eingegangen werden; die Schülerinteressen sind nicht deckungsgleich mit der Lieblingsmusik des Übungsleiters. Falls dieser aber die eigenen Geschmacksrichtungen und akustischen Bedürfnisse all zu sehr zurückstellt, landet ein Musikprogramm vermutlich schnell in irgendeiner Schublade, weil es nicht mehr zu ertragen ist (z. B. weil einem, subjektiv empfunden, Heavymetal auf den Geist geht).

■ Einsatzmöglichkeiten der Musik in der Rückenschule

Ein Überblick über verschiedene Einsatzmöglichkeiten der Musik im Unterricht soll helfen, Neues auszuprobieren. Deswegen werden zu den einzelnen Einsatzmöglichkeiten didaktische Hilfen für die Praxis möglichst kurz und prägnant angefügt.

Didaktischer Tipp:
Je jünger die Schüler sind und je komplexer die Übung ist, desto mehr Zeit muss für die Erklärung einer Übung eingeplant werden. Wichtiger als die biomechanisch optimale Erklärung ist die exakte Demonstration einer Übung. Aus diesem Grund erscheint es mitunter empfehlenswert, die erwünschte Ausführung in der frontalen und seitlichen Perspektive zu veranschaulichen.

1. Allgemeines Konditionstraining mit Musikunterstützung

Ein Musikprogramm versucht in einer Schulstunde verschiedene konditionelle Faktoren anzusprechen. An dem folgenden Beispiel soll erläutert werden, wie ein Musikfitnessprogramm in verschiedene Phasen eingeteilt werden kann und welche didaktischen Hinweise dabei zu beachten sind.

Musikfitnessprogramm

a) Aufwärmphase
- Kreislaufaktivierung (langsame Belastungssteigerung, Verletzungsprophylaxe und physische wie psychische Einstellung auf die folgende Belastung)
- Dehnübungen (Muskeln und Bewegungsapparat sollen vor Verletzungen geschützt werden)
- Koordinationsübungen (der Körper sollte noch relativ erholt sein, wenn feinkoordinative Übungen angeboten werden)

b) Erste Belastungsphase
- Belastungsintensivierung durch Lauf, Sprung- und Hüpfvarianten
- Angemessener Wechsel von Belastung und Erholung

c) Regeneration – Gymnastik (Strukturwandel)
- Funktionsgymnastik
- Rückenschule

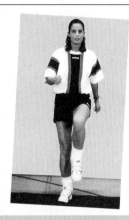

Didaktischer Tipp:
Da eine zweckmäßige Rumpfkräftigung und Stretchingübungen für alle Sportarten wertvoll sind, sind an dieser Stelle funktionsgymnastische Übungen zu empfehlen, mit der primären Zielsetzung, den Rücken zu schulen. Damit die Teilnehmer effektive Trainingsergebnisse erzielen können, darf die erste Belastungsphase weder zu intensiv noch erschöpfend-ausdauerorientiert aufgebaut worden sein. Als Übergang der beiden Phasen haben sich Dehnübungen für die Oberschenkelmuskulatur und/oder Mobilisationsübungen für die Rumpfmuskulatur bewährt.

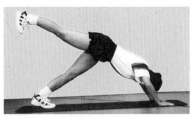

d) Zweite Belastungsphase
- Kräftigungsübungen für spezielle Muskelgruppen und Schulung der Ausdauerkraft
- Ausdauerbelastung

Didaktischer Tipp:
Der Organismus hat sich durch den Strukturwandel im Übungsablauf (Rückenschule) erholt. Deswegen kann an dieser Stelle noch einmal eine deutliche Belastungssteigerung, evtl. mit einem Belastungsgipfel, erfolgen. Als Übergang der beiden Phasen eignen sich einfache Laufvarianten, weil der Kreislauf, bedingt durch die Rückenschule, erst wieder sanft in Schwung kommen muss. Anschließend kann ein Skitest oder Skippings oder »In and Outs« als Stundenhöhepunkt die Schüler noch einmal intensiv fordern.

e) Cool-down
- Auslaufen mit Atemunterstützung
- Entspannungsübungen
- Stretching

Didaktischer Tipp:
Kontraktionsrückstände im Muskel führen zu einem erhöhten Muskeltonus. Deswegen sollte die besonders intensiv trainierte Muskulatur noch einmal gedehnt und gelockert werden. Um den Stoffwechselprozess und die Regeneration zu fördern, bieten sich an dieser Stelle Entspannungsübungen und das so genannte »Auslaufen« an. Auch die leistungsstarken Übungsteilnehmer sollten diese regenerativen Prozesse aktivieren und nicht noch einmal den Körper belasten (ein weiterer Schlussspurt sollte z. B. untersagt werden).

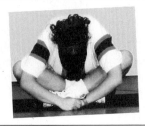

2. Didaktische Hinweise für Differenzierungsmöglichkeiten

- *Diffenenzierungsmöglichkeiten bei Laufteilen:* Die schnelleren bzw. trainierten Schüler laufen flotter auf der Außenbahn, die weniger Geübten gemütlicher auf der Innenbahn. Wichtiger als das hohe Tempo ist, dass alle Schüler ihre gewählte Intensität durchhalten können.

- *Differenzierungsmöglichkeiten bei Sprungbelastungen:* Bei Sprungübungen dürfen die einen die Beine grätschen und wieder schließen, die »Leistungssportler« hüpfen beidbeinig links-rechts und hocken dabei die Knie an.
Oder: Während die Konditionsschwachen »einfache« Wechselschritte ausführen, trainieren die Leistungsstärkeren auch gleichzeitig mit den Armen, indem sie diese als Hampelmannbewegung in die Übung einbeziehen.

- *Gestaltung der Erholungspausen:* Die Erholungspausen zwischen den einzelnen Übungen dürfen nicht zu kurz sein. Besonders leistungsstarke Schüler können zusätzlich motiviert und die Übungsausführung intensiviert werden, indem sie:
  - sofort nach der Erklärung beginnen,
  - dynamischer abspringen,
  - eine schnellere Frequenz bei der Übungswiederholung wählen.

- *Auswahl der Übungen:* Es sollten relativ einfache Grundübungen ausgewählt werden, damit alle Schüler mitmachen können. Trotzdem ist es möglich, koordinative Anreize und interessante Varianten für einzelne Schüler auf freiwilliger Basis anzubieten.
Der Lehrer muss möglichst ungefährliche Übungen aussuchen und bei gewissen Einzelübungen auf deren Gefahr hinweisen (z. B. »Achtet darauf, wenn ihr beidbeinig links-rechts rückwärts hüpft und gleichzeitig die Arme parallel vorwärts kreist, dass ihr nicht auf den Zehen des Hintermannes landet oder Backpfeifen verteilt!« oder: »Alle, die akute Knieprobleme haben, machen bitte folgende Variante… !«).

3. Rückenschule mit Musikunterstützung
Die Musikunterstützung hat sich bei der Rückenschule vielfach bewährt. Im Hintergrund läuft eine ruhige, nicht zu dröhnende Musik. Wird die Musik zu laut gestellt, besteht die Gefahr, dass die exakten Bewegungsbeschreibungen nicht verstanden werden. Folgeprobleme sind programmiert, da eine falsche Bewegungstechnik sich negativ auswirken kann.

4. Rückenschule mit Musik als Zirkeltraining
Die Dauer der einzelnen Stationen kann ausgezeichnet anhand der Musik festgelegt werden. Zwei Spielarten haben sich in der Praxis bewährt.
- Während der Belastung läuft Musik, beim Stationswechsel erfolgt eine Musikpause.
- Während der Belastung läuft eine lautere, ruhige Musik, beim Stationswechsel ertönt eine leise, ruhige Hintergrundmusik.

5. Entspannungsübungen mit Musik
Für Übungen, bei denen die Muskelentspannung und Körperwahrnehmung im Vordergrund stehen, sollte eine beruhigende Musik gewählt werden. Zu empfehlen ist auch klassische Musik, mit der Taktzahl 60–80 Schläge in der Minute (Adagio, Larghetto, Andante). Durch die ausgewählte Taktzahl wird der Atemrhythmus positiv beeinflusst, d. h. herabgesetzt.

Didaktischer Tipp:
Für die Schüler hilfreich sind Hinweise für die richtige Atemtechnik: »Atme ruhig über Mund und Nase ein, so dass sich der Bauch hebt. Die Schultern sollen sich dabei nicht heben. Lasse danach den Atem lange ausfließen – atme bewusst vollständig aus.«

Übungen für die progressive Muskelentspannung oder meditative Angebote (Phantasiereise) sind zu klassischer Musik genauso gut geeignet wie Stretchingübungen oder Übungen der Rückenschule.

6. Programme für besondere Aufgabenstellungen mit Musik
a) Funktionsprogramme
  - Fit für die Freibadsaison
  - Bodystyling

Unser Aussehen, die Figur ist auch von genetischen Faktoren abhängig. Durch eine bewusste Ernährung und durch körperliche Bewegung kann jeder gezielt auf das äußere Erscheinungsbild Einfluss nehmen. Beim Bodystyling wird die Muskulatur gestrafft. Bei länger andauernden Belastungen können Fettpolster abgebaut und zu Energie umgeformt werden. Eine vernünftige Gewichtsreduzierung entlastet die Gelenke und steigert Selbstbewusstsein und Wohlbefinden.

Besonders Mädchenklassen lassen sich durch figurbetonende Angebote zum Sporttreiben aktivieren. Das Programm »Po-Beine-Hüfte« im Frühjahr oder nach den üppigen Festtagen versucht die so genannten Problemzonen zu trainieren. Die primäre Absicht ist die Straffung der Muskulatur, ohne dabei Muskelpakete zu entwickeln. Durch gezieltes Training soll der Körper zu einer formvollendeten Figur gestylt werden.

Leider entwickeln sich durch solche Programme auch unnatürliche Komplikationen. Denn wenn das persönlich empfundene Wohlbefinden all zu sehr von gesellschaftlichen Idealen abhängig gemacht wird, dann werden persönlich Schwachstellen suggeriert, die in Wahrheit eher durch kulturell überzogene Schönheitsideale zustande kommen.

b) Spezielle Konditionsprogramme
Wie für die Verbesserung der allgemeinen Kondition kann für alle Sportarten ein spezielles Trainingsprogramm mit Musik zusammengestellt werden.

Didaktischer Tipp:
Der Gruppe sollte vorher erläutert werden, welche Trainingseffekte durch das Musikprogramm erreicht werden sollen. Das erhöht die Motivation und Aufmerksamkeit.

2.9 Rückenschonende Körperhaltungen und Arbeitspositionen

■ *Rückenschonendes Stehen*
- Vermeiden Sie beim Stehen durchgedrückte (gestreckte) Beine.
- Hohe Absätze mögen modisch sein, sie verstärken jedoch die Wirbelsäulenkrümmung (Hohlkreuz).
- Die anfallenden Arbeiten sollten ohne Rückenbeugung möglich sein.

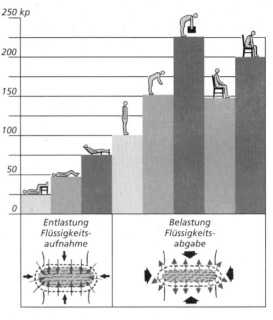

Die Bandscheiben werden bei verschiedenen Körperhaltungen unterschiedlich stark belastet.

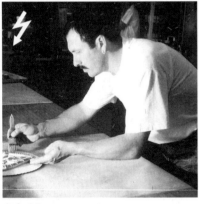

Falsch!
Eine ständig gebeugte Arbeitshaltung kann zu Rückenbeschwerden führen.

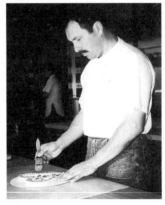

Richtig!
Entspanntes und aufrechtes Stehen bei der Arbeit.

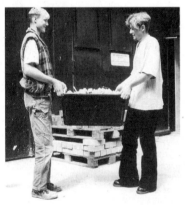

Richtig!
Schwere und sperrige Gewichte sollten möglichst zu zweit getragen werden.

■ *Rückenschonendes Tragen*
- Die Lasten sollen möglichst dicht am Körper getragen werden.
- Verteilen Sie das zu tragende Gewicht auf beide Arme.
- Laufen Sie lieber zweimal mit weniger Gewicht oder tragen Sie das Gewicht zu zweit (auf Kommando gleichzeitig anheben).
- Nutzen Sie Hilfsmittel (Tragegurte, Rollen).

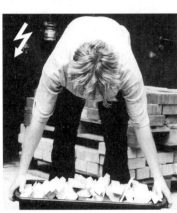

Falsch!
Schwere und sperrige Gewichte bedeuten immer eine Gefahr für die Wirbelsäule. Durchgedrückte Beine und ein Hüftwinkel von ca. 90° verursachen große Zug- und Scherbelastungen auf Bandscheiben und Wirbelsäule.

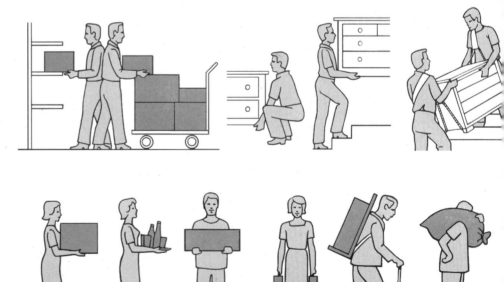

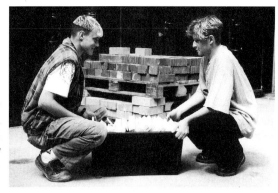

Richtig!
Beide Personen gehen zum Anheben in die Hocke und halten ihren Rücken gerade.

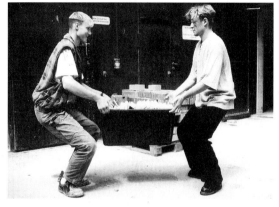

Richtig!
Beide halten ihren Rücken gerade und nutzen die Kraft der Beine. Allerdings könnten sie die Kiste näher am Körper anheben.

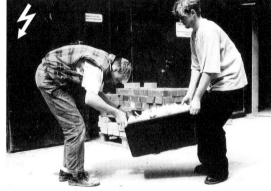

Falsch!
Die rechte Person hebt schneller als der Partner an und die linke Person hält den Rücken nicht mehr gerade.

■ Rückenschonendes Heben

- Nutzen Sie beim Anheben von Lasten die Kraft der Beine.
- Beugen Sie beim Heben den Oberkörper nicht nach vorn, sondern gehen Sie in die Hocke.
- Ziehen Sie vor dem Heben schwerer Lasten den Bauch ein. Der Bauch soll angespannt sein – Bauchpresse.
- Verdrehen Sie beim oder zum Anheben nicht den Rumpf.
- Reißen Sie schwerere Gewichte nicht ruckartig hoch, sondern sichern Sie den Körper durch Anspannen der stabilisierenden Rumpfmuskulatur (z. B. Bauchmuskulatur).
- Achten Sie vor dem Heben auf einen sicheren Stand. Beide Füße sollten fest auf dem Boden stehen.
- Suchen Sie sich einen festen Griff zum Anheben.

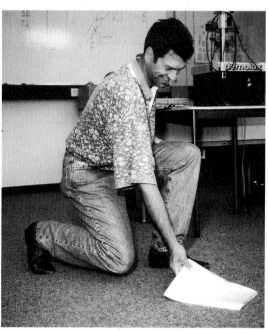

Richtig!
Das Papier wird mit gewinkelten Beinen und geradem Rücken aufgehoben. Die freie Hand entlastet den Rumpf, indem sie sich am Oberschenkel abstützt.

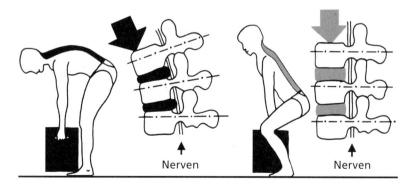

Das Anheben von Lasten mit einem gekrümmten Rücken führt zur ungleichmäßigen Belastung der Bandscheiben, die dadurch schneller abgenutzt werden. Durch das Ausweichen der Bandscheiben nach hinten entsteht außerdem ein Druck auf die Nervenbahnen.
Dagegen beim Anheben mit geradem Rücken wird der Druck gleichmäßig auf die Bandscheiben verteilt. Die gesundheitliche Gefährdung ist dadurch viel geringer.

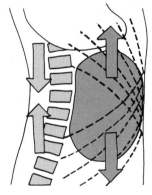

Erhöhung des Bauchinnendrucks
⇩
Entlastung der Wirbelsäule um ca. 30 %

Durch die Bauchpresse kommt es zu einer Entlastung der Bandscheiben. Der Bauchinnendruck wird erhöht und die Wirbelsäule dadurch stabilisiert. Durch dieses Anspannen der Bauchmuskulatur werden ca. 30 % der Belastung auf die Wirbelsäule abgefangen (RIZZI 1979).

■ *Rückenschonendes Sitzen*
- Halten Sie den Rücken gerade und stützen Sie beim Vorneigen den Oberkörper ab.
- Nutzen Sie eine rückenunterstützende Lehne beim Sitzen.
- Stützen Sie beim Aufstehen den Körper an den Armlehnen ab.
- Achten Sie beim Kauf neuer Stühle auf eine verstellbare Rückenlehne und Sitzfläche.

Das Zahnradmodell verdeutlicht das physiologisch korrekte Sitzen. Die Halswirbelsäulenstreckung bewirkt, dass sich der Brustkorb anhebt. Wird das Becken gleichzeitig nach vorn gekippt und z. B. durch ein Keilkissen oder eine ergonomische Sitzfläche unterstützt, befindet sich die Wirbelsäule in der optimalen aufrechten Haltung. Durch diese Körperposition wird die Belastung auf alle Wirbelsegmente gleichmäßig verteilt und die Atmung ist nicht eingeschränkt.

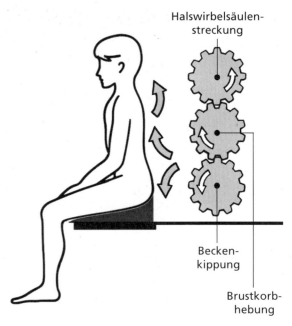

Halswirbelsäulenstreckung

Beckenkippung

Brustkorbhebung

■ *Rückenschonende Körperdrehungen*
- Schwungvolle Drehungen der Wirbelsäule oder Drehbewegungen mit Belastung (z.B. beim Beladen des Kofferraumes) stellen eine Gefahr für die Bandscheiben und die Wirbelkörper dar.
- Laufen Sie kleine, seitliche Schritte, um ein Gewicht abzulegen oder versuchen Sie den Rumpf »im Block« zu bewegen.

■ *Rückenschonendes Absetzen von Lasten*
- Die Last sollte mit gestrecktem Rücken in der Hocke abgesetzt werden. Der Oberkörper ist dabei wie beim Anheben nicht nach vorn abzubeugen.
- Setzen Sie die Last möglichst körpernah ab, damit der Drehpunkt (in der Lendenwirbelsäule) nicht so große Zugkräfte aushalten muss.

■ *Rückenschonendes Liegen*
- Sehr weiche Matratzen oder Unterlagen vermeiden, besonders wenn diese durchhängen.
- Nicht auf dem Bauch schlafen. Die Seit- oder Rückenlage ist rückenschonender.
- Der Kopf sollte auf einem Kopfkissen in der Verlängerung der Wirbelsäule liegen.

■ *Rückenschonendes Aufstehen*
- Beim Aufstehen aus dem Sitzen sollten Sie das Körpergewicht am vorgestellten Bein auf dem Oberschenkel abstützen.
- Beim Aufstehen aus dem Liegen sollte nicht aus der Rückenlage mit ausgestreckten Beinen (langer Hebel) aufgestanden werden. Winkeln Sie die Beine an und drehen Sie sich auf die Seite, um dann aufzustehen.

■ *Ratschläge bei sitzenden Tätigkeiten*
- Wechseln Sie häufiger die Sitzposition, wenn Sie längere Zeit sitzen müssen. Gymnastikbälle oder bewegliche Sitzauflagen sind willkommene **zwischenzeitliche Alternativen**.
- Vermeiden Sie längeres Sitzen, wenn Alternativen vorhanden sind. Stehen Sie häufiger bei der Arbeit auf und mobilisieren Sie zwischen der Tätigkeit die Wirbelsäule.
- Wählen Sie Arbeitsmöbel aus, die sich ergonomisch, der Körpergröße entsprechend, verändern lassen.
- Sitzen Sie lieber dynamisch bewegt als still und aufrecht.

⚡ *Das Sitzen auf nicht fixierten Gymnastikbällen sollte keine Dauerlösung sein. Solche Sitzalternativen sollten nur zeitlich eingeschränkt (ca. 20 Minuten) benutzt werden. Diese Möbel stärken die Rückenmuskulatur. Deswegen fördern sie beim längeren Sitzen eher Verspannungen und damit Rückenbeschwerden, weil Muskelkraft aufgebracht werden muss, um aufrechtes Sitzen zu ermöglichen.*

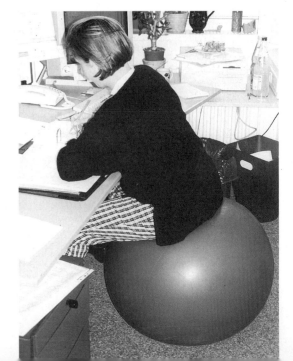

2.10 Sitzplatzgestaltung in der Schule und am Arbeitsplatz

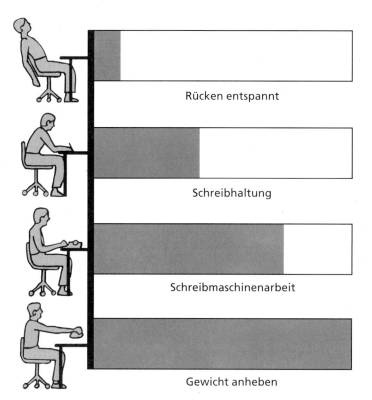

Ziemlich viele Lehrer erwarten von den Schülern, dass sie stillsitzen. Besonders bei großen Klassen ist es nachvollziehbar, wenn herumzappeln als störend empfunden wird. Ruhiges Sitzen fördert Fehlbelastungen und stellt ein Gesundheitsrisiko dar.

Tatsächlich wird in der Schule und im Arbeitsalltag zu viel gesessen. Ein Schüler sitzt im Laufe eines Schuljahres ca. 1000 Stunden. Dabei entwickelt sich in dieser Altersphase die Skelettstruktur erst endgültig. In der Wachstums- und Entwicklungsphase schadet schlechtes Sitzen aus diesem Grunde besonders.

Dagegen ermöglicht rückenfreundliches Sitzen abwechselnde und individuelle Sitzhaltungen am Arbeitsplatz. Der Körper soll beim Arbeiten in seinen Bewegungsmöglichkeiten nicht zu sehr eingeengt werden.

Ergonomische Möbel, die unter anderem von BackUp angeboten werden, helfen Schulgewohnheiten zu verändern. Der Arzt Dr. A. C. Mandal stellt für rückenfreundliche Schulmöbel folgende ergonomische Kriterien auf:

- Die Tischplatte muss von 0° bis mindestens 16° neigbar sein.
- Tisch und Stuhl müssen höhenverstellbar sein.
- Der Stuhlsitz muss nach vorn geneigt und gewölbt sein.
- Der Arbeitsplatz muss abwechselnde Sitzpositionen ermöglichen.
- Stuhl und Tisch müssen höher als die gültige DIN ISO Norm sein. Diese Norm wurde zu niedrig ausgelegt, denn die durchschnittliche Körpergröße der Menschen ist in den letzten Jahrzehnten gestiegen.

Die obere Grafik soll verdeutlichen, wie sich der Druck auf die Bandscheiben bei verschiedenen Tätigkeiten im Sitzen verändert. Die größte Belastung erfolgt, wenn ein Gegenstand (z. B. ein Buch) im Sitzen angehoben wird. Auch die Arbeit an einer Schreibmaschine belastet aufgrund der angehobenen Arme stark die Wirbelsäule und fördert Verspannungen. Die Schreibhaltung hat bei guten Sitzmöbeln eine geringe wirbelsäulenbelastende Wirkung. Um Verspannungen zu vermeiden und den Druck auf die Bandscheiben zu verringern, sollte daher öfter eine entspannte Sitzhaltung eingenommen werden.

Gute Schul- oder Büromöbel erlauben neue Sitzvarianten. Dadurch wird aufkommenden Rückenproblemen vorgebeugt und bestehende Beschwerden werden gelindert. Den Muskelverspannungen soll durch dynamische Sitzmöglichkeiten entgegengewirkt werden. Das damit gesteigerte Wohlbefinden, fördert die Lust auf die Schule und steigert die Leistungsfähigkeit.

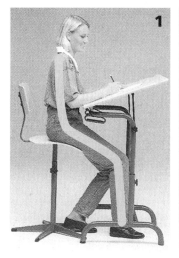 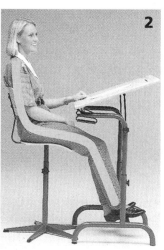

BackUp Möbel ermöglichen eine gesunde, dynamische Sitzhaltung. Durch den hohen Tisch und die angewinkelte Schreibplatte wird eine gekrümmte Körperhaltung beim Lesen und Schreiben verhindert. Der Rücken bleibt aufrecht und behält seine natürliche Krümmung bei. Die Beine können bequem mit einem großen Kniewinkel auf den Boden oder die Fußstütze gestellt werden.
Auch bei der passiven Ruhehaltung (Bild 2) kann diese rückenschonende Körperhaltung problemlos eingehalten werden.

3 Trainingslehre der Rückenschule

In diesem Kapitel werden Trainingstipps, fokussiert für die **Rückenschule**, anhand von verschiedenen Schwerpunkten vorgestellt. Für andere Sportarten und andere Belastungsintensitäten müssten weitere Gesetzmäßigkeiten berücksichtigt werden. So wird z.B. auf die aerobe Energiebereitstellung nicht eingegangen, weil sie für die Rückenschule von untergeordneter Bedeutung ist.

3.1 Allgemeine Prinzipien für den Übungsaufbau

■ Allgemeine Trainingsgesetze

- Jedes Übungsprogramm muss langsam begonnen werden, d.h. Neueinsteiger müssen sanft an höhere Belastungsreize gewöhnt werden.
- Die Rumpfkräftigung erfolgt bei maximaler und submaximaler Trainingsintensität (»Fördern heißt fordern!«).
- Zwischen den einzelnen Trainingsreizen sollten entsprechende Erholungspausen eingehalten werden. Ein zu schnelles Wiederholen einer Übung führt nicht zur Verbesserung der Maximalkraft und der Körperhaltung, sondern schult mehr die Kraftausdauer. Sicherlich ist die Schulung der Kraftausdauer für viele Sportarten und Tätigkeiten wichtig. Zuvor muss allerdings über Maximalkraft- und Koordinationstraining die Haltemuskulatur effektiv auftrainiert werden.
- Ein zu schnelles Wiederholen einer Übung führt zu unsauberen Bewegungsmustern, weil die richtige Körperposition nicht eingehalten werden kann. Dadurch wird das Gefühl für eine aufrechte Körperhaltung erschwert.
- Die Belastungspausen müssen keine Ruhepausen sein. In diesen ist eine aktive Erholung durch ergänzende Stretchingübungen in vielen Fällen sinnvoll. Es sollte nie gekräftigt werden, ohne danach auch zu dehnen.
- Anstelle einer Unterbrechung der Übungszeit könnte ein anderer Muskelfunktionskreis inzwischen gekräftigt werden.

■ Wichtigste Regeln zum Übungsaufbau

- Muskulatur, die zum Verkümmern neigt muss gekräftigt werden (z.B. die schrägen und geraden Bauchmuskeln).
- Muskulatur, die zum Verkürzen neigt muss gedehnt werden (z.B. Lenden-Darmbeinmuskel und Oberschenkelrückseite).
- Alle Übungen der Rückenschule werden sanft und langsam ausgeführt.
- Jede Belastung für den Rücken, die durch eine Hohlkreuzposition oder wegen eines ungeraden Rumpfes entstehen kann, ist zu vermeiden.
- Es darf nicht zur Unterkühlung des Körpers kommen oder ein unangenehmer Luftzug entstehen, weil sich dann die Muskulatur verkrampfen kann. Nasse Sportkleidung, zum Beispiel nach einem längeren Aufwärmprogramm, sollte vor einem Rückentraining gewechselt werden. Zumindest ist die Muskulatur warm zu halten.
- Die »hohe Kunst der Rückenschule« verbirgt sich in dem richtigen Wechsel und angemessenen Verhältnis von:
  1. Belastung und Entlastung
  2. Mobilisation und Stabilisation
  3. Anspannung und Entspannung
  4. Kräftigung und Dehnung
  5. Einatmen und Ausatmen

Wichtige Muskelgruppen

	Agonisten (Antagonisten)	Antagonisten (Agonisten)
Sprunggelenk	*Streckung:* Schienbeinmuskel	*Beugung:* Zwillingswadenmuskel, Schollenmuskel
Kniegelenk	*Streckung:* Vierköpfiger Oberschenkelmuskel	*Beugung:* Muskeln der Oberschenkelrückseite
Hüftgelenk	*Streckung:* Großer Gesäßmuskel, Muskeln der Oberschenkelrückseite	*Beugung:* Lenden-Darmbeinmuskel, gerader Oberschenkelmuskel, Schneidermuskel
	Adduktion: Schenkelanzieher	*Abduktion:* Mittlerer und kleiner Gesäßmuskel
Rumpf	*Aufrichten:* Rückenstrecker, kurze Rückenmuskeln	*Beugung:* Gerade und schräge Bauchmuskulatur, Lenden-Darmbeinmuskel
Oberarm	*Seitliches Wegstrecken:* Mittlerer Teil des dreieckigen Schultermuskels (Deltamuskel)	*Seitliches Heranziehen:* Brustmuskulatur, breiter Rückenmuskel
	Nach hinten Ziehen: Breiter Rückenmuskel	*Vorziehen:* Großer Brustmuskel
Schulterblatt	*Zurückziehen:* Rautenmuskel, mittlerer Teil des Trapezmuskels	*Vorziehen:* Vorderer Sägemuskel
Ellenbogengelenk	*Streckung:* Trizeps	*Beugung:* Bizeps
Handgelenk	*Streckung:* Muskeln der Unterarmaußenseite	*Beugung:* Muskeln der Unterarminnenseite
Unterarm	*Auswärtsdrehung:* Supinator, Bizeps	*Einwärtsdrehung:* Pronatoren

3.2 Allgemeine Prinzipien für die Bauchkräftigung

■ Atmung

Bei jeder Kraftübung für die Bauch- und Rückenmuskulatur besteht die Gefahr der Pressatmung, die Herz- und Blutgefäße und Gehirnzellen schädigen kann (besonders wichtig bei älteren Personen oder Teilnehmern mit Bluthochdruck).

- Hinweis: »Atme während der Belastung ruhig weiter!«
- Mögliche Hilfe für eine bessere Atmung: »Atme vor der Belastung kurz und tief ein und während der Übung ruhig aus!«
- Wenn die Gesichtsfarbe sich rot verfärbt oder die Gesichtsmuskeln verkrampft wirken, sollte sofort reagiert und eventuell korrigiert werden.

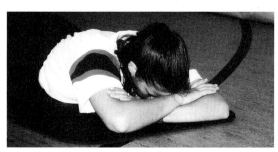

Die Atmung kann durch die Übungsposition ins Bewusstsein rücken. Es wird eine freie Atmung durch Mund und Nase ermöglicht, wenn bei den Übungen zur Rückenkräftigung die Stirn auf den Unterarmen ruht.

■ Lendenwirbelsäule

> Bei allen Übungen ist darauf zu achten, dass eine Hohlkreuzbildung unbedingt verhindert wird!

- Bei vielen Übungen zur Kräftigung der Bauchmuskulatur kann vorher die Lendenwirbelsäule ganz bewusst gegen den Boden bzw. die Unterlage gedrückt werden (dadurch wird die Hohlkreuzbildung erschwert).
- Eine taktile Hilfe kann dadurch erreicht werden, wenn die Übenden ihre Hände unter die Lendenwirbelsäule legen und diese vor der Übung gegen die Handoberflächen drücken. Während der Übung sollte dieser Druck möglichst kaum nachlassen (vgl. Seite 75, Übung 5).

> Bei den Bauchmuskelübungen dürfen niemals Schmerzen in der Lendenwirbelsäule auftreten (sonst die Übung sofort abbrechen)!

■ Funktionalität bei den Übungen

Bei sehr vielen so genannten Bauchmuskelübungen wird in Wirklichkeit überwiegend die Hüftbeugemuskulatur (Lenden-Darmbeinmuskel und gerader Oberschenkelmuskel) gekräftigt. Um diese in ihrer Funktion weitestgehend auszuschalten, sollte der Muskelursprung und der Muskelansatz der Hüftbeugemuskeln optimal angenähert werden.

■ Belastungsintensität und Differenzierungsmöglichkeiten

- In der entsprechenden Ausgangsposition kann die Intensität und die Schwierigkeit der Übung gesteigert werden, indem die Extremitäten (normalerweise die Arme) weiter vom »Körpermittelpunkt« entfernt werden.
  Beispiele für eine Intensitätssteigerung:
  1. Arme in Tiefhalte
  2. Arme auf der Brust überkreuzen
  3. Arme in Nackenhalte
  4. Arme verschränkt über dem Kopf
  5. Arme gestreckt über dem Kopf
- Eine schwierigere Übung sollte erst dann probiert werden, wenn die einfachere in der richtigen Ausgangsposition ausgeführt werden kann.
- In einer Übungsgruppe sollte es in der Tat möglich sein, dass bei derselben Grundübung die Arme sich in unterschiedlichen Positionen befinden (differenzierte Aufgabenstellung), damit alle Teilnehmer optimale Trainingsergebnisse erzielen können. Dadurch werden Unter- und Überforderungen verhindert.
- Aufgabenstellungen, die eine hohe Intensität erfordern, sollten von der Lehrkraft kontrolliert werden, damit die Genauigkeit der Bewegungsausführung eingehalten wird. Bei fehlerhafter Ausführung sollte in Rücksprache mit dem Trainierenden eine leichtere, vorbereitende Übung angeboten werden.

3.3 Allgemeine Prinzipien für die Rückenkräftigung

■ Rumpfkräftigung und das Verhältnis zu Mobilisation und Dehnung

- Da der Rückenstrecker zum Verkürzen neigt, sollte dieser Muskel in jeder Übungseinheit auch gedehnt werden. Ansonsten ist es schlimmstenfalls sogar möglich, dass Rückenschmerzen unterstützt werden.
- Eine Mobilisation des Rumpfes und des Rückens in der Vorbereitung ist empfehlenswert. Jedoch muss nach der Mobilisation eine stabilisierende und kräftigende Übung folgen.
- Die Rumpf- und Rückenmuskulatur ist eine Haltemuskulatur. Deswegen ist eine Mobilisation ohne Stabilisation unfunktional und abzulehnen.
- Zwischen den einzelnen Übungen sollte die Muskulatur gelockert und entspannt werden.

■ Dynamik und Bewegungsgenauigkeit

- Übungen zur Kräftigung der Rückenmuskulatur werden jedesmal langsam und in der Bewegungsgenauigkeit präzise ausgeführt.
- Ein ungestümer oder schwungvoller Krafteinsatz ist zu vermeiden und wenn die Übung anstrengend wird, darf nicht von der erwünschten Bewegungsrichtung ausgewichen werden. (Die Hüfte darf z. B. nicht seitlich kippen oder rotieren.)
- Komplexere und anspruchsvollere Übungsvarianten sollen erst dann eingeübt werden, wenn die einfachere Form sicher und fehlerfrei ausgeführt werden kann.

■ *Bewegungshinweise und Korrekturen*
- Bei einer augenfälligen Hohlkreuzposition sollte die Übung abgebrochen werden. Meistens hilft der Korrekturhinweis: »Ziehe vor der Anspannung den Bauch ein oder bilde unter dem Bauch eine Höhle!«
- Fällt bei Halte- und Stabilisationsübungen der Schultergürtel zusammen, indem der Rumpf nach innen-unten sinkt, sollten einfachere, stabilisierende und kräftigende Übungen zuerst trainiert werden. Manchmal hilft vor der Übung ein unterstützender Hinweis: »Drücke die Schulterblätter sanft gegeneinander!« Dadurch wird der obere Rumpfbereich stabilisiert.

■ *Rückenschmerzen beim Training*
- Die Übungsangebote sollen anstrengen, sie dürfen allerdings keine Schmerzen verursachen. Eine schmerzhafte Übung wird entweder durch eine falsche Bewegungsausführung verursacht oder ein akutes Rückenleiden liegt vor. Auch bei chronisch bedingten oder nicht ausgeheilten Rückenschmerzen ist manche Übung krankheitsbedingt nicht sinnvoll.
- Auf jeden Fall muss eine schmerzvolle oder sogar qualvolle Übung sofort abgebrochen werden. Möglicherweise kann eine einfachere und sanftere oder vorbereitende Übung trotzdem sinnvoll sein.
- Nach überstandenen Rückenschmerzen sollte das Trainingsprogramm wieder vorsichtig begonnen und die Intensität nur langsam gesteigert werden.

3.4 Allgemeine Prinzipien für Dehnübungen (Stretching)

In den vergangenen Jahren haben sich die gehaltenen Dehnungen in verschiedenen Varianten in der Sportpraxis manifestiert. Durchgesetzt hat sich eine sensiblere Art des Dehnens, weil sie sich in der Praxis bewährt. Der Vorteil gegenüber dynamischen Dehnübungen besteht darin, dass es nicht durch ruckartiges Zerren zu Muskelverletzungen kommt.

Bei einer sanften »gehaltenen Dehnung« ist die wichtigste Schutzfunktion erfüllt. Im Übrigen sichert sich ein Muskel, der dynamisch gedehnt wird, vermutlich durch eine Schutzhemmung selbst ab. Ein geschützter und deshalb angespannter Muskel kann allerdings kaum gedehnt werden. Eine wirkungsvolle Dehnung ist also im entspannten Zustand besser möglich.

Darüber hinaus wird die Dehnqualität weiter optimiert, wenn zum einen der beste Abstand von Muskelursprung und Muskelansatz berücksichtigt wird und zum anderen verschiedene Muskelanteile präzis gedehnt werden.

Die bekannte und beste Dehntechnik für eine Sportart sollte solange bevorzugt werden, bis eine neuere Technik die alte begründet ablöst. Allerdings sind neue Erkenntnisse in der Theorie und Praxis immer mit den Ergebnissen der gewohnten Übungsform zu vergleichen.

Die Dehntheorien sind wissenschaftlich noch nicht vollständig abgesichert. Einige Erklärungen, warum die Dehnübung so und nicht anders ausgeführt werden soll, beruhen auf Vermutungswissen. Deswegen ist es wahrscheinlich, dass entweder die bestehenden Hypothesen wissenschaftlich genauer nachgewiesen werden oder dass ergänzende Theorien die bereits bestehenden ablösen.

Phänomenologisch können Spannungs- und Längenunterschiede der Muskeln nach dem Training mit funktionalen Dehnübungen nachgewiesen werden. Ob wirklich die Beachtung der Schutzfunktion der Muskelspindel für die Begründung von Stretchingübungen ausreicht, wird von einigen Autoren derzeit in Frage gestellt.

■ *Körpertemperatur und Körperhaltung*
- Optimal ist eine entsprechend der Außentemperatur angemessen aufgewärmte Muskulatur (je kälter die Körpertemperatur desto vorsichtiger ist die Dehnung zu Beginn auszuführen).
- Der Körper sollte sich beim Dehnen in einer Schonhaltung befinden. Beispiel: Bei der Oberschenkeldehnung ist der Rücken gerade.

■ *Dynamik und Intensität*
- Die richtige und angenehme Dehnposition sollte sanft eingenommen werden. Ein Reißen oder dynamisches Ziehen oder sogar Zerren kann dem Muskel Schaden zufügen.
- »Höre in dich hinein!« Bei der Stretchingübung sollte eine Dehnung spürbar sein, sie darf jedoch niemals als schmerzend empfunden werden.
- Ein zu dynamischer Musikrhythmus verführt zum übermäßigen Zerren der Muskulatur und kann zu Muskelverletzungen führen.

■ *Zeitpunkt, Regelmäßigkeit und Wiederholungszahl der Dehnung*
- In jeder Trainingseinheit oder Unterrichtsstunde sollte die Muskulatur vor der Belastung und die belasteten Regionen im Anschluss beim Cooldown gedehnt werden.
- Am wirkungsvollsten sind 2–3 Wiederholungen je Muskelgruppe.
- Regelmäßiges Dehnen bewirkt die besten Trainingseffekte. Besonders eine verkürzte Muskulatur sollte mindestens 3-mal die Woche gedehnt werden (auch tägliches Dehnen ist unproblematisch).

■ *Eigenwahrnehmung (un)geeigneter Dehnübungen*

Motivationale Probleme bei den Schülern und Trainierenden tauchen in der Unterrichts- und Trainingspraxis in regelmäßigen Abständen auf und die Lehrkraft erhält immer wieder Anfragen: »Warum sollen wir wieder dehnen?« oder »Können wir die Gymnastik nicht weglassen?« Lange Rechtfertigungsversuche bleiben erspart, wenn einmal die Wirkung von funktionalen Dehnübungen, die Spannungsveränderungen in der Muskulatur am eigenen Körper wahrgenommen wurden. Auf der folgenden Seite ist ein solches Beispiel dargestellt, das eine unfunktionale Übung mit einer funktionalen vergleicht (vgl. auch Kapitel 2.7).

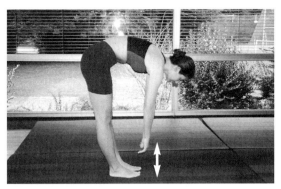

Beispiel:
Mit geschlossenen Beinen wird der Oberkörper nach vorn gebeugt, beide Hände werden schwungvoll zum Boden geführt und es wird ein paar Mal nachgefedert. Diese Art der Übungsausführung ist sehr problematisch, da hier mit viel Dynamik ein Dehneffekt erzielt werden soll. Ziel ist es, die Oberschenkelrückseite zu dehnen. Die Ausgangsleistung sollten sich die Übungsteilnehmer merken.

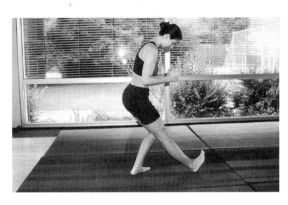

*Direkt anschließend sollte **ein Bein** mit der Technik des Stretchings (CHRS-Methode vgl. Seite 40) gedehnt werden. Dazu wird aus der Seitgrätschstellung z. B. das **rechte** Bein gestreckt nach vorn mit der Ferse am Boden aufgestellt. Das ausgestellte Bein wird jetzt kräftig nach hinten-unten in Richtung Boden gedrückt. Die Anspannung der Oberschenkelrückseite wird so deutlich spürbar und ist ca. 20 Sekunden zu halten. Das **rechte** Bein ist anschließend kurz zu lockern.*

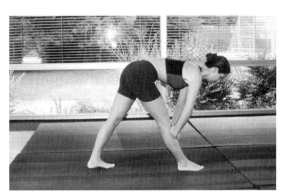

*Das **rechte** Bein wird erneut nach vorn gestellt und zusätzlich der gerade Rumpf nach vorn gebeugt. Die Hände liegen auf dem Knie. Das linke Knie langsam ganz durchdrücken und den geraden Oberkörper weiter nach vorn beugen. Die Hände rutschen dabei langsam in Richtung Fußgelenk, bis die Dehnung an der Oberschenkelrückseite deutlich spürbar ist. Diese Dehnung mindestens 20 Sekunden halten und danach 2–3 Sekunden lockern.*

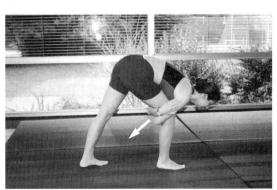

*Das **rechte** Bein wieder gebeugt nach vorn stellen und den geraden Rumpf auf den Oberschenkel legen. Die Arme umgreifen den Oberschenkel. Das rechte Knie jetzt langsam durchdrücken, der Oberkörper bleibt auf dem Oberschenkel liegen, bis die Dehnung auf der Oberschenkelrückseite deutlich spürbar ist. Auch diese Dehnung mindestens 20 Sekunden halten und danach das **rechte** Bein 2–3 Sekunden lockern.*

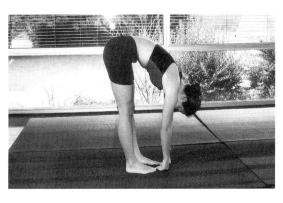

*Zum Schluss wieder mit durchgedrückten Knien hinstellen, den Oberkörper langsam abbeugen und die Hände zum Boden führen. Ergebnis: An der **linken Oberschenkelrückseite** wird eine deutlich höhere Muskelspannung als an der rechten spürbar sein, obwohl beide Oberschenkelrückseiten zuvor angeblich gedehnt wurden (Bild 1).*

Diese Wahrnehmung bringt meist erstaunte Reaktionen hervor. Wer diesen Spannungsunterschied persönlich gespürt hat, braucht ein ganzes Schuljahr oder eine ganze Saison nicht mehr für entsprechende Übungen motiviert werden.

■ *Methode der gehaltenen Dehnung modifiziert nach SÖLVEBORN*

SÖLVEBORN entwickelte eine ganze Übungsreihe, die sanfter die Muskulatur dehnt. Die Grundprinzipien werden im Folgenden dargestellt:

CHRS-Methode
Contract (Anspannung) – **H**old (Halten) – **R**elax (Entspannung) – **S**tretch (Dehnung)

- Die Muskulatur wird langsam bis zum Maximum **angespannt**.
- Diese Spannung ist ca. 15 Sekunden lang zu **halten**.
- Der Muskel sollte anschließend nur 2–3 Sekunden **entspannt** werden.
- Die entspannte Muskulatur wird in der richtigen Körperhaltung sanft **gedehnt**. Diese Stretchingphase sollte dann ca. 20 Sekunden durchgehalten werden.

Diese Dehntechnik ist im Aufwärmteil jeder dynamischen Dehnmethode vorzuziehen. Andere Varianten des Stretchings, wenn zum Beispiel die Dehnung »nur« gehalten wird, ohne diese davor anzuspannen und zu lockern, sind ebenfalls empfehlenswert.

■ *Stretching – Muskeln und Gelenke*

- Bei Dehnübungen über ein oder mehrere Gelenke sollte untersucht werden, wie die Muskeln bzw. Muskelanteile genau verlaufen. Zuerst werden Muskelursprung und -ansatz in die größte erreichbare Distanz zueinander gebracht. Danach sollten die Gelenke bei der Dehnübung fixiert bleiben, damit sich Muskelursprung und Muskelansatz nicht wieder annähern können.
- Bei Dehnübungen innerhalb von Funktionskreisen sollten die Gelenke sich in der so genannten Mittelstellung befinden. Es ist zu versuchen, eine Körperposition einzunehmen, bei der problemlos und effektiv gedehnt werden kann (Qualität geht vor Quantität).
- Da die Beweglichkeit individuell differiert und u. a. auch von Alter, Geschlecht und Muskelfaserstruktur mitbestimmt wird, sollten Angaben über Endpositionen der Dehnübung vermieden werden (z. B. »Strecke ein Bein 90 Grad in die Höhe!«). Besser wäre ein Hinweis auf die richtige Bewegungsrichtung (z. B. »Strecke das Bein sanft in Richtung Decke durch, bis der Dehnreiz deutlich spürbar ist!«).
- Den Schülern sind die zwei bis drei wichtigsten Kriterien (nicht mehr) der richtigen Dehnposition zu vermitteln. Ziel ist, dass die Übenden sich selbst und die Mitübenden bei Ausweichbewegungen rasch korrigieren können.

■ *Reihenfolge der zu dehnenden Muskulatur*

- Das Stretchen sollte mit dem Antagonisten begonnen und mit dem Agonisten desselben Gelenks fortgesetzt werden.
- Erscheint eine Seite ungelenkiger als die andere, sollte mit der »schwächeren« Seite begonnen werden, denn in der ersten Dehnphase bringt man die meiste Geduld auf.
- Dieselben Extremitäten (Beine oder Arme) sollten nach Möglichkeit nicht gleichzeitig gedehnt werden. Deshalb ist beispielsweise mit dem linken Bein anzufangen und anschließend das rechte Bein zu dehnen.
- Empfohlen wird eine Dehnung von außen nach innen.

■ *Verletzte Muskulatur*

Ein akut verletzter Muskel sollte **nie** gedehnt werden. Frühestens 2–3 Tage nach der Verletzung kann der Muskel sanft gedehnt werden, dabei dürfen keine Schmerzen auftreten.

■ *Partnerstretching*

- Besonders bei jüngeren Schülern ist zu empfehlen, dass auf jede passive Unterstützung (mit Partner) wegen der Verletzungsgefahr verzichtet wird. Bei Gruppen, die sich gut kennen und schätzen, können schon früher (ab acht Jahre) Partnerdehnungen durchgeführt werden.
- Dehnübungen mit dem Partner bedürfen der genauen Einführung und einer verantwortungsvollen Kontrolle. Die Anweisungen gehen von der Lehrkraft und von der Person aus, die gegenwärtig gedehnt wird.

3.5 Allgemeine Prinzipien für die Beachtung der Gelenke

■ *Allgemeine Trainingsgesetze*

- Gymnastische Übungen erfordern ganz genaue Kenntnisse über die Anzahl, Funktion, Aufbau und Mechanik der Gelenke, die an der Bewegung beteiligt sind.
- Die Art des Gelenks liefert die entscheidende Aussage darüber, welche Übungsangebote funktional möglich und sinnvoll sind und welche Bewegungen zu Verletzungen führen können.

Wichtige Gelenkarten

1. Scharniergelenk: Ellenbogen-, Kniegelenk
   - eine Achse
   - Problem: Rotationsbewegungen

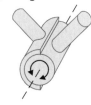

2. Zapfengelenk: Gelenk zwischen 1. und 2. Halswirbel, hinteres Gelenk von Elle und Speiche
   - eine Achse
   - Problem: Mobilität

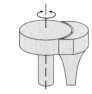

3. Kugelgelenk: Schulter-, Hüftgelenk
   - drei Achsen
   - Problem: Mobilität und angemessene Stabilität

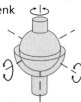

■ *Gelenke und Muskeln*
- Bei jeder funktionalen Analyse wird untersucht, welche Muskeln bei einem Gelenk für die Bewegung oder die Stabilität verantwortlich sind.
- Die Effektivität einer Kraft- oder Dehnübung ist abhängig von der Stabilität der Gelenkpositionen. Bei Dehnübungen sollten Ausweichmöglichkeiten durch entsprechende (stabile) Körperlagen erschwert werden.

■ *Gelenke und Gelenkverbindungen*
- Bei der funktionalen Analyse wird außerdem untersucht, welche Gelenkverbindungen durch Sehnen und Bänder gegeben sind. Eine extreme Mobilisation von Gelenken, die eine stabilisierende Funktion haben, sollte vermieden werden.
- Die Hals- und Lendenwirbel sollen Lasten tragen und den Körper stabilisieren. Eine Mobilisation gegen Verspannungen ist sinnvoll und funktional wichtig, eine Überstreckung der Wirbelgelenke kann jedoch zu Folgeproblemen führen.
- Ein Gelenk sollte nicht ohne Grund künstlich entlastet werden, weil dadurch natürliche Stabilisationsfaktoren, z. B. Sehnen, Bänder und Knorpel, entlastet und abgebaut werden. Beispiel (außerhalb der Rückenschule): Das Tragen von Basketballstiefeln ohne medizinische Diagnose entlastet das Fußgelenk. Dadurch kann die Stabilität der Bänder abgebaut werden.

3.6 Allgemeine Prinzipien für das Aufwärmen

- Um den Körper vor Verletzungsgefahren zu schützen, ist es sinnvoll, den Körper und die Muskeln auf optimale Betriebstemperatur zu bringen. Ein allgemeines Aufwärmen soll die Temperatur des Organismus um ca. 1°C erhöhen.

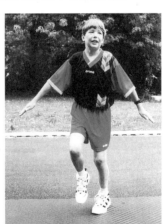

*Übung: Auf der Stelle laufen und die Arme dazu kreisen.
Wirkung: Aufwärmen und Mobilisation der Arm-Schulter-Rumpf-Region*

- Durch die Einstellung auf die folgende Belastung soll aber kein Konditionsreiz gesetzt werden. Mit dem Aufwärmen erweitern sich die Blutgefäße, so dass die Muskeln besser durchblutet werden können.
- Beim Aufwärmen sollten die betroffenen Gelenke sanft mobilisiert werden. Dadurch werden diese mit dem passiven Bewegungsapparat (Sehnen und Bänder) dehnfähiger und die Verletzungsgefahr sinkt.
- Während der Körper beim Aufwärmen und Mobilisieren aufgewärmt wird, verbessert sich auch das Nerv-Muskel-Zusammenspiel. Durch die Erwärmung der Muskulatur sensibilisiert sich das Steuerungssystem, d.h. Nervenimpulse werden empfindlicher und schneller weitergeleitet.

3.7 Entwicklungspsychologische Kriterien für die Rückenschule

■ *Differenzierung für verschiedene Altersgruppen*

Naturgemäß finden wir im Schulsport unterschiedliche Leistungsstärken, Erwartungen und Motivationen. Diese Vielfalt macht es sehr schwierig, alle motorischen Voraussetzungen der Schüler und den Leistungsstand einer Klasse angemessen zu bestimmen und alle gleichwertig zu fördern.

Jede Lehrkraft hat die didaktisch attraktive Aufgabe, die Übungsanweisungen je nach Alter verbal, visuell und motivational in einer angemessenen Sprache und Demonstrationstechnik zu »erklären«. Der Schulsport versucht, leistungsstarke wie leistungsschwache Schüler durch ein differenziertes Angebot gleichermaßen anzusprechen. Die Übungen sollten durch die Aufgabenstellung reizvoll wirken und Interesse auslösen.

Je nach Alter und Sportart müssen sich Dehn- und Kräftigungsübungen unterscheiden. Die Kraftentwicklung und mögliche Problemzonen verändern sich mit den Wachstums- und Entwicklungsphasen. Dabei ist zu beachten:

Die körperliche und psychische Entwicklung der Schüler verläuft unterschiedlich schnell.

Bei vielen Sportarten erleichtert eine (alters-)spezifische und funktionelle Übungsauswahl den Stundenverlauf. Deswegen scheint eine entwicklungspsychologische Perspektive genauso angebracht zu sein wie der Blick auf den Lehrplan. Der Lehrplan erleichtert häufig die angemessene Übungsvorauswahl. Entwicklungsfortschritte sind im Lehrplan berücksichtigt. Funktionelle und entwicklungspsychologisch spezifische gymnastische Übungen unterstützen die zu erlernenden Fähigkeiten und Fertigkeiten oder verhindern konditionelle Defizite, die bedingt durch die zu behandelnde Lehrplaneinheit möglich wären.

■ *Altersgemäße Aufgabenstellungen*

Altersspezifische Dispositionen und Bedürfnisse führen zu altersgemäßen Aufgabenstellungen.

Die Einteilung in Altersstufen mit entsprechenden Entwicklungsphasen ist nicht unproblematisch. Die Entwicklungspsychologie gewichtet die Anteile von ererbten Merkmalen (genetische Anlagen) und der Umwelt (exogene Faktoren) unterschiedlich. Wenn diese Wachstums- und Entwicklungsphasen mit Altersangaben verbunden werden, sind die Angaben immer relativ zu bewerten.

Allerdings kann die Pädagogik nicht darauf verzichten, signifikante Entwicklungsschübe wahrzunehmen. Die Einteilung in Altersstufen soll als Orientierung dienen. Sie erleichtert der Lehrkraft die Berücksichtigung auffälliger Entwicklungsunterschiede und gibt hilfreiche Hinweise für die entsprechende Trainierbarkeit im jeweiligen Altersabschnitt. Trotzdem sollten die Schüler, unabhängig vom Alter, auf ihrem Entwicklungsniveau abgeholt werden.

1. Vorpubertät (8–13 Jahre)

Bei den 8- bis 13-jährigen Schülern (Vorpubertät) dürfen die Aufgabenstellungen nicht lang erklärt werden, da die Konzentrationsfähigkeit zumindest im Sportunterricht nicht lange andauert. Der visuellen Demonstration sollte gegenüber der verbalen Erklärung Vorrang eingeräumt werden. Biomechanische Gesetzmäßigkeiten und funktionale Zusammenhänge dürfen trotzdem kurz angesprochen werden. Kinder in diesem Alter zeigen ein großes Interesse an ursächlichen Wirkungsabhängigkeiten. Eine kindgemäße, anschauliche Sprache ist dabei jedoch Voraussetzung.

> *Die Beweglichkeit ist bis zum Alter von 10 Jahren gut trainierbar. Sie kann jedoch nur durch effektives Training gehalten werden.*

Dieses Alter stellt einen ersten Höhepunkt der motorischen Entwicklung dar. Die Schüler zeichnen sich durch Lerneifer und hohe Leistungsbereitschaft aus. Allerdings ist eine erhebliche Vergrößerung des Muskelquerschnitts kaum trainierbar, da der Testeronspiegel in der Muskelzelle noch zu niedrig ist. Erst mit Eintritt in die Pubertät wird die Trainierbarkeit der Kraft signifikant besser.

Da die Schüler einen großen Bewegungsdrang haben und sie teilweise kaum zu bremsen sind, sollen die gymnastischen Übungen verständlich aber kurz und exakt erklärt werden. Lange Pausen können sie kaum aushalten. Sie wollen sich bewegen und austoben.

Eine spielerische Aufgabenstellung oder sehr anschauliche Verpackung mit einem erreichbaren Anspruchsniveau optimiert ein Übungsprogramm. Da das Selbstwertgefühl in diesem Alter vom Erfolg und Misserfolg abhängig ist, sollte darauf geachtet werden, dass alle Schüler Erfolgserlebnisse erfahren. Obwohl die Aufgabenstellungen der Lehrkraft ohne Widerspruch akzeptiert werden, sind relativ einfache Übungen auszuwählen. Aus orthopädischer Sicht ist von extremen Belastungen des Halte- und Stützapparates abzuraten, da die Verknöcherung erst mit Abschluss der Pubertät beendet ist. Vor allem Kraftübungen mit dem Partner sollten ganz weggelassen werden. Auf ein Krafttraining mit der Hantel ist zu verzichten, außer es besteht die Absicht, die richtige Hebetechnik mit leichten Gewichten zu schulen. Ansonsten genügen Kraftübungen der Funktionsgymnastik mit dem eigenen Körpergewicht oder dem Medizinball. Das Krafttraining sollte in Form von Stabilisierungsübungen für den gesamten Rumpfbereich durchgeführt werden. Im konditionellen Bereich sind in erster Linie die Beweglichkeit und die Koordination zu schulen.

Didaktischer Tipp:
Die Schüler sollten viel gelobt werden. Ein schlechtes Verhalten kann natürlich diszipliniert werden, die Schüler erwarten einen gerechten Umgangston. Dabei ist jedoch die Sache und nicht die Person zu kritisieren. Bevor korrigiert wird, ist es günstig, zuerst gute Übungsteile zu loben. Beispiele: »Du bist wunderbar in der Seitlage, wir wollen diese Position aber noch stabilisieren.« oder »Du hast ja schon enorm viel Kraft, deine Liegestütze solltest du aber besser in dieser Form ... weitertrainieren.«

2. Pubeszenz (13–14 Jahre)

Im Alter von 13 bis 14 Jahren (Pubeszenz) haben nahezu alle Mädchen durch die eingesetzte Pubertät ähnliche körperliche Voraussetzungen. Während bei einigen Jungen die Pubertät manchmal noch gar nicht eingesetzt hat, weisen andere Jungen schon männliche Körpermerkmale auf.

Die Konzentrationsleistung kann jetzt über einen längeren Zeitraum aufrecht erhalten werden und die Umsetzungsfähigkeit nimmt deutlich zu. Deswegen können die Bewegungsaufgaben zunehmend komplexer werden. Eine präzise Bewegungsgenauigkeit darf die Lehrkraft erwarten, sie sollte trotzdem kontrolliert werden. Obwohl die Anstrengungsbereitschaft eine intensive konditionelle Forderung möglich macht, sind Stimmungsschwankungen und Motivationseinbrüche in diesem Alter normal. Von plötzlich auftretender Flegelhaftigkeit oder kleinen Raufereien sollte die Lehrkraft sich nicht irritieren lassen. Um die Schüler bei Laune zu halten, sollten immer wieder gezielte Motivierungen in der Stunde eingeplant werden.

> *Schüler sind in diesem Alter besonders offen für Modesportarten. Sportliche Modetrends dürfen zur Motivierung genutzt werden.*

Die Anweisungen des Lehrers werden zwar alle kritisch gewürdigt. Dadurch wirken die Schüler selbstbewusst und trotzig. Andererseits schwindet diese Sicherheit rasch und sie kichern verlegen oder stehen hilflos in der Gegend herum.

Die Kraft sollte nicht mit Maximalkraftübungen oder mit dem Partner bzw. an Fitnessgeräten trainiert werden, da die Epiphysenfugen noch nicht verknöchert sind. Stretchingübungen sollten dagegen in jeder Unterrichtseinheit enthalten sein, weil das Muskel- und Sehnenwachstum dem Knochenwachstum hinterherhinkt.

Bei Untrainierten wirken Ganzkörperübungen in vielen Fällen schwerfällig und plump. In der Phase des verstärkten Muskelwachstums können motorische Lernprozesse merklich verlängert werden.

Wenn es möglich ist, sollte die Lehrkraft die Übungen vor- und mitmachen. Dadurch werden die Schüler in diesem Alter am meisten zum Mittrainieren motiviert. Damit sich ein positives Klassenklima entwickelt, sollte ein partnerschaftliches Verhalten und eine respektvolle Sprache angestrebt werden. Da die Jungen und Mädchen innerhalb des gleichen Geschlechts soziale Bindungen suchen, sollten Partnerübungen nicht ohne Vorbereitung koedukativ angeboten werden.

3. Adoleszenz (15–16 Jahre)

Ab dem Alter von 15 bis 16 Jahren (Adoleszenz) sind die körperlichen Verschiedenheiten zwischen Mädchen und Jungen noch ausgeprägter. Während die Mädchen körperlich harmonisch entwickelt sind, wirken etliche Jungen schlacksig. Die Bewegungen der langen Arme und Beine der Jungen erscheinen manchmal unbeholfen und unkoordiniert. Die Bewegungssteuerung kann zunehmend verbessert und stabilisiert werden. Die Jungen müssen lernen, mit den langen Extremitäten umzugehen. Gleichwohl hat die Trainierbarkeit der Kraft (hormonell bedingt) und häufig die Leistungsbereitschaft stark zugenommen.

Die schlimmste psychische Krisenzeit ist in diesem Alter überwunden. Aber besonders die Mädchen beziehen jede Kritik persönlich auf sich selbst und reagieren äußerst empfindlich. Problematisch wäre ein direktes Ansprechen von körperlichen Schwachstellen vor der ganzen Klasse. Die Mädchen bevorzugen in diesem Alter weniger anstrengende Übungen. Sie sollen auch nach bestehenden Wertvorstellungen eher die Gewandtheit und Geschicklichkeit anmutig trainieren. Da solche Verhaltensmuster in die traditionelle Geschlechterrolle hineinpassen, dürfen sie ohne Bedenken unterbrochen werden. Aus präventiven Gründen sind die rumpfkräftigenden Übungen in den Schulsport für Jungen und Mädchen gleichermaßen einzubauen.

Kleingruppenaufgaben lenken von der Ichbezogenheit ab und erleichtern den Zugang der Schüler in die Gemeinschaft. Deswegen darf die Lehrkraft in diesem Altersabschnitt Partneraufgaben in den Unterricht einbauen. Gewisse Sperrigkeiten müssen dabei aber manchmal überwunden werden.

Der natürliche Bewegungsdrang darf nicht mehr erwartet werden. Nur die sportlich interessierten Schüler suchen die Aktivität. Dagegen ist die Bereitschaft der anderen Schüler, sich körperlich anzustrengen, schwach motiviert. Obwohl Anweisungen bzw. Demonstrationen des Lehrers gut verstanden werden und theoretisch auch umgesetzt werden können, sind die vorhandenen konditionellen Voraussetzungen manchmal erschreckend schwach.

Insbesondere die leistungsschwächeren Schüler versuchen sich abzuseilen. Der Schulsport wird in dieser Altersphase von einigen als vorgeschriebenes Elend angesehen.

Deswegen sollten in diesem Alter nicht nur technisch-taktische Fertigkeiten vermittelt werden. Das Gesundheitsmotiv und Ästhetikmotiv (eine reizvolle Figur) stellt besonders bei leistungsschwachen Schülern einen wichtigen Aspekt für ihre Bewegungsbereitschaft dar. Denn mindestens 50 % dieser leben mit Defiziten im Bereich der Rumpfmuskulatur. Unter anderem aus diesem Grund sollte dieses intrinsische Motiv aufgegriffen werden. Da die Schüler schon längerfristige Ziele anstreben, gewinnen Faktoren, die zur Zielerreichung notwendig sind, wie die Gesundheit, an Bedeutung.

Ganz ohne Zweifel spielt die Musik in diesem Alter eine große Rolle. Deswegen kann die Musikunterstützung bei jeweiligen funktionsgymnastischen Aufgabenstellungen interessant und einladend wirken.

4. Rückenschule im fortgeschrittenen Alter

Im Gegensatz zu früheren Vorstellungen, die die Trainierbarkeit älterer Personen stark einschränkten, kann man heute erfreulicherweise bessere Trainingsmöglichkeiten annehmen. Ein dosiertes Trainingsprogramm verbessert bei älteren Menschen die Kraft, Beweglichkeit und Ausdauer. Mit effektiven Trainingsreizen können erhebliche Konditionszuwächse bis ins hohe Alter erzielt werden.

Nachweislich sinkt im fortschreitenden Alter die Belastbarkeit des passiven Bewegungsapparates. Für den Elastizitätsverlust ist vor allem der Rückgang des Wassergehalts im Gewebe von Muskeln, Sehnen und Bändern verantwortlich. Infolgedessen verschmälern sich auch die Bandscheiben im Alter (und die Gesamtkörperlänge wird geringer).

Die größten Probleme bereiten die Gelenke. Degenerative Veränderungen des Knorpels können zu Verschleißerscheinungen an der Wirbelsäule oder zur Arthrose führen. Aus diesem Grund sollten harte Böden und wenig gedämpfte Schuhe gemieden werden.

In einigen Lehrbüchern wird behauptet, dass die Koordinationsleistungen im Alter deutlich schlechter werden. Aber das Nachlassen der Koordination kann durch ausbleibendes Training erklärt werden. Die Erfahrungen des Autors mit Jungsenioren und Senioren sind sehr positiv. Bei vielen Übungsteilnehmern konnte man sogar beachtliche Koordinationsverbesserungen feststellen.

Sicherlich sind schnellkräftige Bewegungen im fortgeschrittenen Alter nicht unproblematisch. Bei schnellkräftigen Bewegungsabläufen sind Muskel- und Sehnenrisse möglich. Da die Rückenschule jedoch vorwiegend mit der Haltemuskulatur trainiert, sind bei diesen Übungen kaum Muskelprobleme zu erwarten.

Wildor HOLLMANN ermutigt ältere Personen, indem er ihnen zuspricht, man könne sich durch körperliches Training »in funktioneller Hinsicht jünger erhalten, als man es chronologisch gesehen ist«. Jeder, der nach jahrelanger Trainingsabstinenz sich dazu durchringt, wieder sanft Sport zu treiben, stellt bald fest, dass der Körper belastungsfähiger wird und Gelenkprobleme weniger werden. Ein Mindestmaß an Herz-Kreislauf- und Rückentraining kann fühlbar die Lebensenergie und Belastungstoleranz steigern. Entscheidend für das Wohlbefinden ist selbstverständlich die individuelle Abstimmung der Bewegungsintensität.

3.8 Ökonomische Aspekte für die Rückenschule

Die Ablehnung wirtschaftlicher Betrachtungsweisen in der Pädagogik oder ethischer Diskussion ist weltfremd.

Da überall die Kassen leer sind, muss auch dem ökonomischen Nutzen einer handlungsorientierten Analyse besondere Bedeutung beigemessen werden. Die wirtschaftlichen Faktoren bieten überzeugende Argumente, didaktische Konzepte und Lehrpläne, Trainingsprogramme und Trainingseinheiten daraufhin zu überprüfen, ob sie sich ökonomisch lohnen.

Die ökonomische Analyse erlaubt die Aufstellung von Entscheidungskriterien für alle verantwortlichen Institutionen, Vereine und Verbände. Die handlungsorientierte Analyse bietet einen Ansatz für ein »ökonomisches Gesetz«:

Die Förderung gesundheitlicher Aspekte in einer Unterrichts- oder Trainingseinheit kann zweckdienlich damit begründet werden, dass für das Land, für die Krankenkassen, für den Verein ein wirtschaftlicher Nutzen entsteht. Immer wenn der ökonomisch zu erwartende Nutzen größer als die dafür notwendigen Aufwendungen (für Hallen und Personal) sind, ist eine gesundheitsorientierte Entwicklung von Einstellungen und Haltungen ökonomisch lohnend. Folglich sollte eine Umsetzung im Bildungs- und Erziehungsplan oder im Trainingsprozess erfolgen, d. h. eine Rückenschule sollte im Unterrichtsprozess oder bei einer Trainingseinheit eingeplant werden.

Eine Verbindung von wirtschaftlichen Überlegungen mit ethischen oder pädagogischen Aspekten wurde wiederholt als unmenschlich kritisiert. Sicherlich bleibt immer ein Beigeschmack, wenn finanzielle Aspekte bei zu fällenden Entscheidungen die dominierende Rolle spielen.

Die prinzipielle Ablehnung oder Ausgrenzung ökonomischer Überlegungen ist jedoch unrealistisch und weltfremd.

■ Ökonomische Aspekte für die Rückenschule innerhalb volkswirtschaftlicher Überlegungen

Nach Angaben der Bundesanstalt für Arbeitsschutz haben die Kosten für die Behandlung von Wirbelsäulenleiden seit den 90er-Jahren eine volkswirtschaftlich relevante Dimension erreicht. Im Gesundheitswesen wurden 1991 ungefähr ein Fünftel der Gesamtausgaben, ca. 30 Milliarden DM, für Erkrankungen des Bewegungsapparates ausgegeben. Die Tendenz ist immer noch steigend.

Rückenschmerzen waren 1996 in Deutschland die Hauptursache für Arbeitsunfähigkeitstage. Bei den Männern stehen Rückenschmerzen an erster, bei den Frauen an zweiter Stelle. (Bundesministerium für Gesundheit)

- Immer mehr Arbeitsunfähigkeitstage gehen auf Rückenleiden zurück. (1995 waren es ca. 30 % aller Krankmeldungen; wenn man nicht nur die Anzahl der Krankmeldungen, sondern auch die Dauer der Krankheitstage berücksichtigt.)
- In Deutschland werden jährlich mehr als 60 000 Bandscheibenoperationen durchgeführt.
- Viele Personen müssen wegen Erkrankungen des Bewegungsapparates in den vorzeitigen Ruhestand versetzt werden.

Die Übersicht zeigt die Anzahl der Arbeitsunfähigkeitstage und Art der Erkrankung pro 100 Pflichtmitglieder über einen Zeitraum von 13 Jahren. (BKK-Krankheitsartenstatistik 1995)

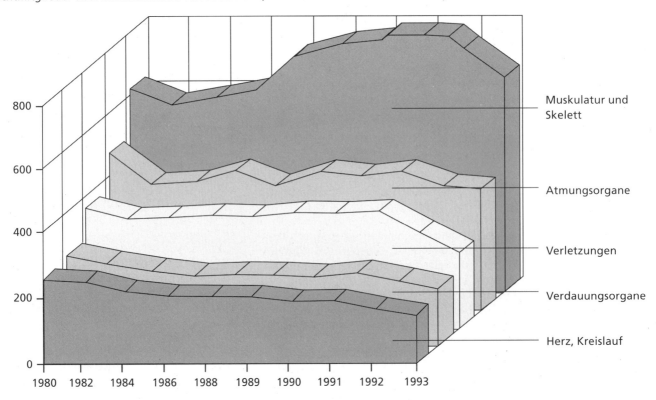

- Die Arbeitsfähigkeit, -bereitschaft und -qualität von Erwerbstätigen, die mit Rückenschmerzen arbeiten, geht mit großer Wahrscheinlichkeit zurück.
- Insbesondere die chronischen Rückenschmerzen verursachen hohe Therapiekosten. 1996 waren 17 % aller Neuzugänge der Berufs- und Erwerbsunfähigkeitsrenten durch Rückenschmerzen bedingt. Bei den stationären Rehabilitationsmaßnahmen sind 36 % aller Fälle auf Rückenschmerzen zurückzuführen. (Bundesministerium für Gesundheit)

Rückenschmerzen belasten nicht nur Patienten und beschäftigen behandelnde Ärzte, die Therapiekosten und die krankheitsbedingten Folgen sind ein zentrales Problem für das bestehende Sozialsystem. Der Staat und die Gesellschaft müssten hochgradig daran interessiert sein, die aufwendigen Behandlungskosten zu senken sowie die eingeschränkte Leistungsfähigkeit und die hohe Zahl der Frührentner abzubauen, die durch Rückenprobleme aus dem Berufsleben ausscheiden.

Die degenerative Wirbelsäulenerkrankung im Lumbalbereich ist die bedeutendste somatische Ursache von Rückenschmerzen. Deswegen wäre aufgrund des gegebenen Sachverhalts folgende Vorstellung denkbar:

Wäre der Gesundheits- oder Finanzminister als Kultusminister tätig, müsste er tägliche gesundheitsorientierte Bewegungszeiten anordnen.

Für Erwerbstätige und Arbeitgeber sind Maßnahmen der Gesundheitsförderung gleichermaßen von Bedeutung, weil sie...

- die Gesundheit, Leistungsfähigkeit und Zufriedenheit der Erwerbstätigen verbessern.
- die Gewinne steigern helfen, da weniger Krankheitstage anfallen. Dadurch werden im Wettbewerb mit der Konkurrenz sogar Arbeitsplätze gesichert.
- die Lebensqualität und das Wohlbefinden des Einzelnen anheben können und sich dieses Befinden dann positiv auf das gesamte Betriebsklima auswirken kann.

■ Ökonomische Aspekte für eine Rückenschule im Leistungssport

Können es sich Profivereine im Hochleistungssport leisten, millionenschwere Einkäufe wegen Rückenbeschwerden einfach zu »parken«? Lohnen sich nicht die Investitionen für einen Rückentrainer? Besonders im Profibereich wäre eine präventive, individuelle Betreuung der Spitzensportler empfehlenswert. Nicht selten entscheidet der einsatzbereite Spieler über Abstieg oder Klassenerhalt, über die lukrative UEFA-Cup Teilnahme oder Mittelmaß.

Am Ende der Saison wird oft heftig darüber diskutiert, warum die Meisterschaft oder Platzierung nicht erreicht wurde. Wenn manchmal nur ein Punkt oder Tor über die Einnahme von Millionen entscheidet, weil Fernsehhonorare fließen und Werbeverträge abgeschlossen werden können oder aber das Ausscheiden aus dem Wettbewerb nach sich zieht, dann ist eine professionelle Betreuung der Sportler besonders angebracht. Werden die möglichen finanziellen Folgen von verletzungsbedingten Ausfällen angemessen einkalkuliert, dann sind bessere Vorsorgemaßnahmen längst überfällig.

Für einen Profiverein lohnt sich das investierte Kapital, wenn die betreffenden Sportler oft zum Einsatz kommen können. Ein Spieler, der wegen einer Rückenverletzung nicht einsatzfähig ist, wird für den Verein unrentabel und könnte so seinen Arbeitsplatz verlieren.

Verletzt sich pro Saison nur ein Spieler der Mannschaft nicht oder kann ein Leistungsträger aufgrund präventiver oder kompensierender Übungen einen Monat länger spielen, hat sich die Bezahlung eines speziellen Fachmanns bereits vielfach rentiert.

Die beste wirtschaftliche Investition für die Leistungsoptimierung der Mannschaft oder einzelner Spieler geschieht durch Maßnahmen, die die Gesundheit erhalten.

Für den Leistungssport gilt:

Ein gesunder Sportler ist nicht alles, aber ohne gesunde Sportler ist alles nichts.

Das wertvollste Kapital jedes Sportlers ist die Gesundheit. Fällt z. B. ein Schwimmer oder Radfahrer verletzungsbedingt aus, kann er keine Prämien erkämpfen und die Sponsoren interessieren sich rasch nicht mehr für ihn. Damit kann die Lebensgrundlage für die Existenz des Sportlers verloren gehen. Um den eigenen Lebensunterhalt abzusichern, ist somit für viele Leistungssportler eine Rückenschule wichtig.

Leidet ein Abiturient, Auszubildender oder ein Student unter Rückenproblemen und kann deswegen eine notwendige Prüfung nicht abgelegt werden, dann ist sogar der weitere berufliche Werdegang gefährdet.

■ Ökonomische Aspekte und Bildungsauftrag

Kinder müssen möglichst früh in konkreten Lebenssituationen zu gesunden Verhaltensweisen erzogen und gebildet werden.

Einstellungen und Lebensweise werden im Erziehungs- und Sozialisationsprozess vermittelt. Folglich müssen die Erziehungsberechtigten und Bildungsinstitutionen die Kinder nachhaltiger gesundheitsorientiert fördern.

»Mens sana in corpere sano.« In unserer philosophisch-humanistischen Bildungstradition wird bereits seit Jahrhunderten die harmonische Einheit von Körper und Geist angestrebt.

Leider erinnern wir uns wieder an alte Tugenden meist erst dann, wenn Krankheiten oder Sperrigkeiten den Körper in seiner Bewegungsfreiheit einschränken. Bei Kreuzschmerzen wird jedem im Nachhinein die Lebensqualität ohne diese Beschwerden bewusst.

Wir sind und haben unseren Leib. Wenn die anthropologische Grundlage nicht in den Bildungskonzepten umgesetzt wird, gehen diese an einer wesentlichen Tatsache vorbei:

> *Die Schüler sind nur mit ihrem Körper zu haben. Erfolgt die Bildung ohne dieses Bewusstsein, wird man dem Menschsein nicht gerecht. Die Bildung geht zumindest partiell an den Schülern vorbei. Dabei ist von untergeordneter Bedeutung, ob der Körper leichte oder schwerere Behinderungen aufweist oder nicht. Er muss so oder so immer im Bildungsprozess integriert bleiben.*

Da eigentlich solche ganzheitlichen Ansätze seit langem allgemein bekannt sind, stehen körper-, bewegungs- und gesundheitsorientierte didaktische Zielsetzungen unter anderem in verschiedenen Lehrplänen.

- Der Sportunterricht soll für die körperliche Entwicklung die notwendigen Bewegungsreize bieten und zu Gesunderhaltung und Wohlbefinden beitragen.
- Die Schüler sollen in allen Fächern zu lebenslangen, gesundheitsbewussten Verhaltensweisen angeleitet werden.
- »Die Erziehung zu Eigenverantwortung umfasst auch eine sinnvolle Gesundheitserziehung, die als allgemeiner Auftrag nicht auf einzelne Fächer beschränkt ist. Der Schüler soll dabei zu der Einstellung hingeführt werden, dass er selbst für seinen Körper und seine Gesundheit Verantwortung trägt.«
(Schulgesetz für Baden-Württemberg, §1)

Die Bildungsziele sind eindeutig gesundheits- und handlungsorientiert formuliert. Es hapert nur an der konkreten Umsetzung dieser Ziele. Wie erreicht man solche Verhaltensmuster bzw. Einstellungen bei den Schülern?

Der handlungsorientierte Ansatz gibt eindeutige Empfehlungen. Zu eigenverantwortlichem Handeln werden Kinder immer dann gebildet, wenn sie in bestimmten Lebenssituationen und innerhalb ihrer Lebensumwelten praktisch und theoretisch dazu angeregt und angeleitet werden.

> *Die handlungsorientierte Integration von theoretischem Wissen, das unmittelbar mit praktischen Handlungen im Arbeitsalltag verbunden wird, reduziert messbar die Arbeitsunfähigkeitsraten. Damit stellt die handlungsorientierte Integration von gesundheitlicher Aufklärung in die reale Umwelt eine effektive Gesundheitsprophylaxe dar.*

Im beruflichen Schulwesen wäre die bildungspolitische Umsetzung scheinbar am einfachsten. Die Praxisausbildung kann immer mit Tipps für eine rückenschonende Arbeitshaltung verbunden werden. Eine Integration von gesundheitlichen Empfehlungen kann direkt in der Ausbildung an der Werkbank oder bei der Tätigkeit im Betrieb umgesetzt werden. Das Kultus-, Sozial- und Finanzministerium, die Kammern, Versicherungsanstalten, Betriebe und ebenfalls die Erwerbstätigen müssten deswegen ein Interesse an der Umsetzung solcher Empfehlungen haben, da alle Seiten einen Nutzen daraus ziehen.

> *Eine noch so teure und intensive Ausbildung bleibt sinnlos, wenn Schüler während der Ausbildung oder bald nach Eintritt in das Berufsleben wegen Rückenproblemen diesen Beruf aufgeben müssen. Ein Erwerbstätiger rentiert sich für ein Unternehmen nur dann, wenn seine Fehlzeiten wegen Krankheiten nicht signifikant hoch sind.*

Die gesundheits- und handlungsorientierte Analyse bietet Hinweise, die zu Konsequenzen für eine zukunftsorientierte Bildungspolitik unter der Berücksichtigung ökonomischer Aspekte führen kann. Schüler wie Institutionen sollen und dürfen sich u. a. fragen, ob ...

- viele Facharbeiter nur deswegen umschulen müssen, weil ihr Kreuz die Bewegungen im einmal gelernten Beruf nicht mehr verträgt. – Wäre eine präventive Rückenschule nicht sinnvoller und billiger?
- in Zeiten, wo unsere Sozialstaatlichkeit an die Grenze der Finanzierbarkeit gekommen ist, nicht Einstellungen und Haltungen in der Schulzeit erworben werden müssen, die bei den Schülern zu einem lebenslangen Gesundheitsbewusstsein führen. Die Folgekosten der Bewegungsmangelkrankheiten und der Haltungsschwächen scheinen eine stärkere Berücksichtigung von gesundheitlichen Aspekten im Bildungs- und Lehrplan nahe zu legen. Eine Investition in die körperliche Fitness muss gerade in einer Zeit leerer Kassen dringend empfohlen werden.

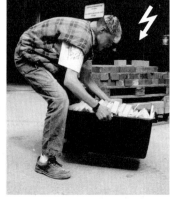

Wer sich bereits während der Ausbildungszeit ungesunde, falsche Arbeitshaltungen aneignet und damit Überbelastungen der Wirbelsäule zulässt, kann wegen auftretender Rückenschmerzen schnell zum Krankheitsfall werden. Ein erfolgreicher Einstieg ins Berufsleben ist dann gefährdet.

4 Praxisteil – Übungen

4.1 Möglichkeiten in den Schulen

> Bewegung ist die beste Medizin gegen Lernfrust, eine bewegende (Rücken-)Schule fördert die Lernlust.

Werden Schulkinder danach gefragt, was ihnen an der Schule am besten gefällt, dann erhält man besonders bei jüngeren Schülern des öfteren die Antwort, dass der Sportunterricht und die Bewegungsspiele in der Pause toll sind.

Sitzen die Schüler vier Stunden an Mathematikaufgaben und Deutscherzählungen, baut sich ein großer Bewegungsdrang auf. Für einige Kinder wird das lange Ruhigsitzen zur Qual. Ihr auf Stühle fixierter Körper ermüdet schnell. Zugleich kann mit zunehmender Ruhedauer die Konzentrationsleistung nachlassen. So darf folgende These als Appell gelten:

> Längeres Stillsitzen schadet dem konzentrierten Lernen, Bewegungen im Unterricht und Bewegungspausen helfen umgekehrt, die Lernleistung aufrecht zu erhalten beziehungsweise zu steigern.

Spielerische oder sportliche Aktivitäten können diesen unbefriedigenden Zustand lösen, weil das Bedürfnis, sich bewegen zu wollen, erfüllt wird. Das Wohlbefinden kann sogar mit kurzen Bewegungsaktivitäten gesteigert werden. Schon wenige Minuten Bewegung bringen den Geist wieder in Schwung. Darüber hinaus verbessert sich die Lernatmosphäre der Klasse.

Der stundenlange Umgang mit neuen Medien und das Sitzen vor dem Computer fördert den Bewegungsmangel der Kinder. Dagegen hat die Schule in allen Unterrichtsfächern den Auftrag, durch Bewegungsangebote den Schultag zu bereichern.

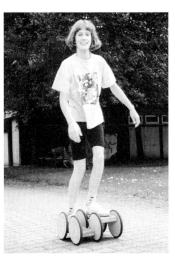

Pedalos sind beliebte Pausenfüller für jedes Alter. Sie bereiten Spaß, fördern die Koordination und das Gleichgewichtsgefühl.

Die Bewegungsarmut und die Lernleistung können in einer positiven wie negativen Wechselbeziehung stehen. Mobile, motorische Lerntypen leiden am meisten unter einem theoretischen, stark kognitiv geprägten Unterricht.

> Die meisten Schüler können nicht länger als 15–20 Minuten ruhig sitzen. Man sollte von der verbreiteten Meinung Abstand nehmen, dass ein ruhiger, disziplinierter Unterricht gleichzeitig ein qualitativ inhaltsreicher und effektiver Unterricht ist. Zumindest wurde der Beweis noch nicht erbracht.

Da jeder Schüler unterschiedlich aufnahmefähig ist, sollten auch die Lehrmethoden differieren. Gleichwohl muss man davon ausgehen, dass je nach Lerntyp sich verschiedene Lehrmethoden mal mehr, mal weniger eignen, um die Inhalte zu vermitteln.

Spezifischen Lernvorlieben sind zweifellos keine Frage der Intelligenz. HOLLMANN hat sogar nachgewiesen, dass sportliche Betätigung den Verstand positiv beeinflusst, weil sie die Aktivierung der Gehirnzellen fördert. Damit sich die Kinder in der Schule geistig und körperlich optimal entwickeln können, gehört ein funktionierender Schulsport und Bewegungseinheiten zum Bildungssystem.

> Die Lernfähigkeit ist am besten, wenn viele Sinne aktiviert werden (mehrkanaliges Lernen). Die Menge der aufgenommenen Lerninhalte ist am größten, wenn diese im Lernprozess praktisch umgesetzt werden.

Die heutige Erziehungswissenschaft geht davon aus, dass die Unterrichtsinhalte am besten behalten werden, wenn nicht nur theoretisch darüber gesprochen wird, sondern wenn Schüler gleichzeitig diese Inhalte, diese Lernziele reell verwirklichen. Kompetente Didaktiker berichten, dass etwa 90 % des Unterrichtsstoffs gelernt und behalten werden, sobald er vom Schüler persönlich in die Tat umgesetzt wird.

■ Gesundheitliche Aspekte der bewegten Rückenschule

Die Arbeit und Ausbildung menschenwürdig, lebenswert und gesundheitsorientiert zu gestalten ist eine Aufgabe der Menschen, Schulen und Betriebe. In Verantwortung für die Erwerbstätigen, die Angestellten, Schüler und Auszubildenden ist gesundheitsorientierte Gestaltung der Arbeitswelt eine Pflicht, die es zu erfüllen gilt.

Häufig wird erst bei ausgebrochenen »Gesundheitskatastrophen«, wie Bewegungsmangelkrankheiten, welche weite Teile der Bevölkerung zu betreffen drohen, über Gegenmaßnahmen nachgedacht. Eventuell ist es dann für einige zu spät.

Leiden Schüler oder Erwerbstätige an körperlichen Beschwerden, bricht bei den Betroffenen die Frage nach dem Sinn des Lebens auf. Die Arbeitszufriedenheit sinkt.

Gesundheitserziehung und Gesundheitsförderung bewirken zum einen die Gewinnung von Lebensqualität, indem Jugendliche und Erwerbstätige die gegenwärtige Lebenssituation nicht als bedrohend empfinden, zum anderen eröffnen sie die Voraussetzungen für lebensfrohe Aktivitäten.

Die Bewahrung einer menschenwürdigen Zukunft ermöglicht ein subjektiv empfundenes und sinnvolles Nachvornblicken. Die Zufriedenheit am Arbeitsplatz steht in einer wechselseitigen Abhängigkeit mit dem körperlichen Wohl- oder Missbefinden.

Die Erhaltung eines gesunden Körpers kann nicht nur um seinetwillen angestrebt werden. Sie ist eine Bedingung für eine lebenswerte Welt. Gesundheitserziehung öffnet in gegenseitiger Abhängigkeit den Blick auf globale, ökologische Zusammenhänge. Sie kann von sozialen, humanen und christlichen Ideen getragen werden.

Programme, die geeignet sind, gesundheitserzieherisch den Arbeits- und Freizeitbereich eng verzahnt zu fördern, sollen rechtzeitig und damit möglichst früh angegangen werden.

Die Gesundheitserziehung hat deshalb eine sinnstiftende, gesellschaftliche und volkswirtschaftliche Bedeutung. Sie wird in wechselseitigen Bezügen mit der aktuellen Befindlichkeit der gegenwärtigen und zu erwartenden Umweltsituation und den gesellschaftlichen Bedingungen interpretiert.

Die unten stehende Grafik greift epidemiologische Erkenntnisse auf und soll verschiedene Faktoren verdeutlichen, die für das individuelle Empfinden von Umwelteinflüssen und für krankheitsverursachende Elemente verantwortlich sind. Die Grafik erleichtert es, den Bereich der »bewegten Rückenschule« in die Gesundheitserziehung einzuordnen. Nachdem die exogenen und endogenen Faktoren, die unsere Gesundheit beeinflussen, dargestellt sind, wird anschließend die Rückenschule innerhalb der »Bewegenden Schulzeit« unter dem Aspekt der Gesundheitserziehung vertieft.

Exogen Risikofaktoren

Persönliches Fehlverhalten	Umweltbelastungen	Arbeitsbedingungen
• Nikotinmissbrauch • Alkoholmissbrauch • Falsche Ernährung • Bewegungsmangel	• Klima • Luft- und Wasserqualität • Radioaktivität • Landschaft	• Schmutz, Gase, Lärm • Monotone Tätigkeit • Gefährliche Schadstoffe • Stress

Individuelle-endogene Disposition

Krankheit und Arbeitsunfähigkeit

Exogene Faktoren, wie Rauchen, Arbeiten bei großer Hitze oder die aufgezwungene Arbeitshaltung, die über Stunden eingenommen werden muss, wirken auf den einzelnen Menschen ein. Ob dieser durch diese Faktoren krank wird oder nicht hängt von der individuellen Disposition ab. Die persönliche »(Un-)Fähigkeit« aufgrund exogener Faktoren krank zu werden, arbeitsunfähig zu sein oder trotz exogener Faktoren gesund zu bleiben hängt zum einen von genetisch erworbenen Bereitschaften ab, zum anderen kann die Disposition auch in der Lebensgeschichte erworben worden sein. Das heißt, obwohl zwei Personen die gleiche Tätigkeit verrichten, wird die eine, eventuell wegen einer Vorschädigung, davon krank, während die andere ihre Arbeit fortsetzen kann. Obwohl zwei Personen die gleiche Belastung haben, gerät eine in Stress und die andere nicht. Die Umweltanforderungen werden also individuell wahrgenommen und interpretiert.

Die Gesundheitserziehung setzt in erster Linie beim Abbau von individuellen Risikofaktoren und beim persönlichen Fehlverhalten an. Es ist durch zahlreiche Studien belegt, dass ...
- Bewegungsmangel,
- falsche Ernährung,
- monotone, Stress auslösende Tätigkeiten,
- Nikotin-, Medikamenten- und Alkoholmissbrauch

das individuelle Befinden beeinflussen.

In der Schule oder an bestimmten Arbeitsplätzen bestehen gesundheitsriskante Fehlverhalten. So verstärken alle Arbeitsplätze mit überwiegend sitzender oder stehender Tätigkeit den Bewegungsmangel. Bewegungsdefizite und einseitige Körperhaltungen erhöhen somit die Wahrscheinlichkeit, dass Personen erkranken.

Im handlungs- und schülerorientierten Unterricht wollen alte wie neuere Methoden die Schüler ganzheitlich bilden und erziehen.

Je mehr dabei Berührungspunkte mit der Lebenswirklichkeit der Schüler gelingen, desto mehr entwickelt man eine nachvollziehbare Handlungskompetenz. Die Grundvoraussetzung für eine gesundheitsorientierte Erziehung ist, dass die Schüler nicht beziehungslos über ihren Körper reden, sondern diesen möglichst vielfältig begreifen und bewegen.

Ein Weg zur Mündigkeit ist das Wertverständnis des eigenen Körpers. In der Schulzeit soll der Nutzen erkannt werden, dass es lohnt, sich für die eigene Gesundheit einzusetzen.

Die Schüler sollen zur lebenslangen Mündigkeit erzogen werden. Bei einem gesundheitsorientierten Bildungsanspruch lautet die Zielsetzung:

Die Schüler sollen gesundheitliche Grundregeln kennen lernen und diese in ihre Lebenswirklichkeit möglichst lebenslang in der realen Anwendungsnotwendigkeit umsetzen können.

Erkennen die Schüler den Nutzen gesundheitlicher Übungen und werden solche anschaulich vermittelt, dann ist die Wahrscheinlichkeit groß, dass Handlungskompetenz aufgebaut wird. Sie kann zukünftig auch in entsprechenden Lebensumständen angewandt werden.

Eine Theorie, in der gesundheitliche Aspekte im Unterricht umgesetzt werden sollen, möchte erstens Interesse wecken und zweitens für die Praxis Zusammenhänge für zielgerichtete Bewegungszeiten aufzeigen. Angestrebte Fördermaßnahmen wollen die Bewegungsmöglichkeiten in der Schule besser nutzen. Neue oder wieder neu erschlossene Bewegungsumwelten verstehen sich als ganzheitliches Korrektiv einer zuweilen unnatürlich und ungesund ruhig gestellten Schulatmosphäre.

In der Unterrichtspraxis spricht man von ganzheitlichen Methoden, erreicht wird aber vorwiegend nur der Kopf. Der Körper dient während des Unterrichts oftmals nur als »starre Säule« für den Kopf. Körperliche Bewegungen, wie das Lösen muskulärer Verspannungen durch Strecken der Arme zur Decke, werden von einigen Lehrkräften hier und da sogar als störend empfunden.

Das Ministerium für Kultus und Sport des Landes Baden-Württemberg weist in einer Handreichung darauf hin, dass unsere Schüler zu viel sitzen und sich zu wenig bewegen. Dabei weisen »Kinder und Jugendliche im zunehmenden Maße Haltungsschäden und andere aus Bewegungsarmut resultierende Gesundheitsdefizite auf«. Darum ist es erforderlich, verschiedene bewegende Faktoren, Bewegungseinheiten in den Unterrichtsprozess einzuplanen. Bewegungszeiten sind Teile einer »gesunden Bewegungserziehung«. Dadurch sollen zum Beispiel Stresssymptome vermieden werden, denn:

> *Stress reduziert die Aufnahmefähigkeit des gesamten menschlichen Organismus und fördert muskuläre Verspannungen.*

Die Intention für aktive Bewegungsangebote während des Unterrichts und in den Unterrichtspausen kann vielfältig begründet werden.

Die folgende Übersicht für verschiedene Möglichkeiten einer bewegungsfreundlichen Schule stellt eine angestrebte Auswahl für bewegende Schulaktivitäten, für so genannte Bewegungszeiten dar.

Bewegungsanregung	Ziele
Bewegungspausen	• Regeneration des Geistes • Freude am Lernprozess steigern • Spielformen ermöglichen soziale Kontakte • »Schulstress« abbauen
Lehr- und Lernmethoden in den einzelnen Fächern werden durch Bewegungsangebote unterstützt	• Lerninhalte über mehrere Sinne fördern • Schülergemäße Lernmethoden verwirklichen • Lernblockaden lösen • Lernergebnisse optimieren, durch Beteiligung der linken und rechten Gehirnhälfte am Lernprozess
Gesundheitliche Aspekte	• Gesundheitsdefizite vermeiden • Haltung ganzheitlich schulen
Bewegungseinheiten	• Phantasie und Kreativität anregen • Freude am Unterricht erhalten • Leistungsbereitschaft verbessern • Kreislauf aktivieren
Entspannungsübungen	• Stress abbauen • Leistungsabfall verlangsamen • Konzentrationsleistung erhalten • Psychische und körperliche Ermüdungsprozesse verzögern
Schulhofspiele	• Schulgelände für Bewegungserfahrungen nutzen • Zur aktiven Freizeitgestaltung anregen

Eine bewegte Schule will weit mehr als eine gesundheitsorientierte Rückenschule einüben. Wenn überhaupt eine bedeutende Trainingswirkung für den Bewegungsapparat erzielt werden soll, reicht zudem eine aktive Pause von 3–5 Minuten selten aus. Sollen dementsprechend funktionsgymnastische Übungen Haltungsschäden vermeiden helfen, kann diese Zielsetzung nur erreicht werden, wenn Übungsumfang und -intensität einen Belastungsreiz setzen, der eine Superkompensation bewirkt.

> *Manchmal sind es ganz banale Dinge, die ein wenig mehr Bewegung (Kreislaufaktivierung) in die Stunde bringen. Die Schüler können beispielsweise Arbeitsblätter oder korrigierte Klassenarbeiten am Lehrerpult selbst abholen.*

Der Sportunterricht ist wegen seiner Rahmenbedingungen der originäre und primäre Ort für funktionsgymnastische Übungen. Da sich die Haltungsschwächen der Schüler in den letzten Jahren dramatisch verschlechtert haben, wäre es eine verpasste Chance, wenn ausschließlich Entspannungsübungen zur Erhaltung der Leistungsbereitschaft in der »Bewegten Schule« angeboten würden.

In der Tat ist es empfehlenswert, den durch Bewegungsmangel verursachten Haltungsproblemen auch innerhalb der »Bewegten Schule« entgegenzuwirken und dabei das Wissen über eine gesunde Lebensführung zu erweitern.

Trotz der verschiedenen Möglichkeiten, den Lehr-Lern-Prozess bewegungsfreundlicher zu gestalten, wird in dieser **Rückenschule** vorwiegend der gesundheitliche Aspekt thematisiert.

■ *Ziele einer »Bewegenden Rückenschule«*

Die Demonstration und das Einüben gesundheitsorientierter Übungen fördern die Einsicht, dass die Schüler lebenslang selbstverantwortlich für ihr Wohlbefinden sind und gegen die Rückenprobleme trainieren können. Durch gymnastische Übungen entwickeln Lehrer wie Schüler ein Bewusstsein für ihre Gesundheit und den eigenen Körper.

Mit dieser **Rückenschule** sollen Schüler und Lehrer sensibilisiert werden, damit sie zukünftig gesundheitsfördernde von gesundheitsbedenklichen Übungen besser differenzieren können.

Im Praxisteil wird ein nach den Trainingsgesetzen sinnvoller Aufbau für eine Rückenschule dargestellt. Außerdem werden Übungen vorgestellt, die aufgrund der funktionalen Analyse als bedenklich einzustufen sind.

■ *Möglichkeiten in den beruflichen Schulen*

Die zunehmende Technisierung am Arbeitsplatz fördert die Bewegungsarmut einerseits, andererseits entwickeln sich neue Probleme aufgrund monotoner Bewegungsabläufe an den Maschinen.

> *Fehlhaltungen während der Schulzeit und Fehlbelastung in der Ausbildung können zu degenerativen Veränderungen an der Wirbelsäule führen. Kleine Verletzungen und muskuläre Dysbalancen führen zu Rückenproblemen und im fortschreitenden Alter zu krankheitsbedingten Fehlzeiten am Arbeitsplatz.*

Eine gezielte Rückenschule soll Schülern helfen, als vorbeugende Maßnahme gegen Rückenschmerzen, eine richtige, rückenschonende Arbeitsposition zu erlernen. Die meisten Arbeitsplätze können ergonomisch, d.h. in einer wirbelsäulengerechten Position, eingenommen werden. Wichtige Voraussetzung für eine rückenbewusste Arbeitshaltung ist dabei die Entwicklung eines eigenen Körpergefühls.

Die Schüler in den einzelnen Berufsfeldern und eventuell in einzelnen Berufsarten werden Übungen kennen lernen, mit denen sie selbst ihren Rücken pflegen und trainieren können.

Um berufsbedingte körperliche Leiden zu minimieren, müssen zumeist effektive Ausgleichsübungen nicht neu erfunden werden. Nach einer bewegungsanalytischen Problemzonenerörterung sollen mehr oder weniger bekannte, aber in jedem Fall funktional sinnvolle Übungen helfen, dass berufstypische körperliche Schwierigkeiten verhindert oder zumindest verringert werden.

Manchmal wird eine veränderte Arbeitsposition mit dazu beitragen können, dass die Schüler und angehenden Facharbeiter keine Rückenschmerzen bekommen und ihr Körper belastbar bleibt. Arbeitsausfälle und Umschulungen, die durch Rückenschmerzen und Haltungsfehler bedingt sind, könnten durch berufsspezifische Übungsprogramme deutlich verringert werden. Damit steigern die Schüler und später die Erwerbstätigen ihr Wohlbefinden am Arbeitsplatz und damit auch ihre subjektiv empfundene Lebensqualität während der Schul- bzw. Arbeitszeit.

■ *Ein Trainingsprogramm für alle*

In der Praxis hat es sich bewährt, funktionsgymnastische Übungen anhand von zwei Merkmalen zu gliedern. Zum einen danach, welche Körperteile in die Übung einbezogen werden (z. B. Rücken, Schulter, Bauch, ...) und zum anderen nach der Funktion der Übung (werden die betroffenen Körperteile mobilisiert, stabilisiert, gedehnt oder gekräftigt).

Dehnung und Regeneration gehören zum Konditionstraining.

In jeder Übungseinheit ist darauf zu achten, dass angemessen lange gedehnt wird. Außerdem sollte nach dem Belastungsteil unbedingt eine Regenerationsphase zur körperlichen und psychischen Entspannung eingeplant werden.

Wenn 3-mal wöchentlich oder sogar täglich, mindestens 20 Minuten für das Trainingsprogramm der Rückenschule aufgebracht werden, wird sich die positive Wirkung schnell zeigen.

Erwähnenswert ist ebenso, dass die meisten Schüler ein schwaches »Muskelgerüst« besitzen. Wenn der Körper sich deswegen ohnehin in einer labilen Position befindet, sollten Gelenke und Muskelfunktionen nicht noch durch falsche Übungen oder Körperhaltungen zusätzlich belastet werden. Aus diesem Grund wäre es ergänzend sinnvoll, falsche und richtige Bewegungsabläufe sowie Körperpositionen bewusst zu machen, damit nicht nur die Symptome, sondern auch die Ursachen von Haltungsproblemen angegangen werden.

Die **Rückenschule** kann mit dem Übungsangebot nicht alle Probleme der Berufsschulzeit lösen. Aber das Programm soll helfen, manche Schwierigkeiten etwas leichter auf die Schulter nehmen zu können.

Es ist daher empfehlenswert, präventive Maßnahmen schon in die Ausbildung zu integrieren. Jeder Schüler sollte in jedem Beruf mindestens ein Mal in der Ausbildungszeit über prophylaktisch wirksame gymnastische Übungen informiert werden. Der Lehrplan in der Praxisausbildung müsste daraufhin überprüft werden, ob nicht körperschonende Arbeitshaltungen während des technischen Unterrichts eingeübt werden können. Entsprechende Körperhaltungen sollten mit Bildern und Erklärungen (am besten auf einer Seite oder jeweils als Plakat) in die Lehrbücher aufgenommen werden.

Im beruflichen Schulwesen ist es zudem sinnvoll, berufstypische Analysen als ein weiteres Kriterium für die Übungsauswahl heranzuziehen. Folgende Fragen könnten helfen, die zahlreichen möglichen Übungen auf wenige, aber funktional sinnvolle Übungen zu reduzieren:

- Wo treten im betreffenden Berufsfeld oder speziellen Beruf Haltungsprobleme auf und welche Muskeln und Gelenke sind davon betroffen?
- Welche Gliederschmerzen wiederholen sich im jeweiligen Beruf signifikant?
- Wären die auftretenden Gliederschmerzen oder Schädigungen vermeidbar gewesen?
- Wie muss die Arbeitsposition oder Körperhaltung in dieser Berufsart verändert werden, damit Schmerzen möglichst lebenslang vermieden werden können?
- Mit welchen (funktions-)gymnastischen Übungen können präventiv berufstypische muskuläre Dysbalancen abgebaut werden?
- Wird bei den Vermittlungen der beruflichen Praxis von Anfang an ein Körperbewusstsein vermittelt, so dass zwar berufsspezifisch unterrichtet wird, der Rücken dabei aber schonend aufrecht gehalten wird.

Wichtige Hinweise für die Übungsausführung:

- Die bestmögliche Endposition der Dehnübungen ca. 15–30 Sekunden halten. Die Dehnübung bei den zum Verkürzen neigenden Muskeln mindestens 2-mal wiederholen.
- Bei statischen Kräftigungsübungen die optimale Anspannung mindestens 2–6 Sekunden halten.
- Intensive, dynamische Kräftigungsübungen 2- bis 8-mal wiederholen.
- Für die zum Abschwächen neigenden Muskeln sollten 2–3 Wiederholungen (Serien) der Kräftigungsübungen durchgeführt werden. Es ist aber eine lohnende Pause (mit vollständiger Erholung) einzuhalten, die mindestens 20 Sekunden andauert.

4.2 Kreislaufaktivierung und Mobilisation

Selbstverständlich kann der Organismus und das Herz-Kreislauf-System vor der »Rückenschule« aktiv in Schwung gebracht werden. Passive Aufwärmmethoden, wie die Verwendung von wärmenden Massagemitteln, können diese Merkmale aber kaum bewirken.

Massagemittel wärmen nicht die Muskeln, sondern erhöhen nur die Durchblutung der Haut. Dadurch wird der Muskulatur sogar Blut »entzogen«. Der Sportler erkennt diesen Unterschied kaum. Wird nach passiver Wärmeanwendung der Muskel belastet, kann sich der immer noch kalte Muskel verletzen.

Aufwärmen und Mobilisation sind im Trainingsablauf nicht getrennt, sondern laufen parallel oder entsprechende Übungen wechseln sich ab.

Für alle Übungen eignet sich eine leichte, nicht behindernde, möglichst elastische Sportkleidung.

Ziele der Aufwärmens:
- Nachfolgende Kräftigungsübungen sollen vorbereitet werden. Die Sauerstoffkapazität und damit die Voraussetzung für die Energiebereitstellung wird erhöht.
- Die körperliche und psychische Einstellung auf die Belastung soll erreicht werden. Die persönliche Leistungsbereitschaft wird optimiert.
- Das »allgemeine« Aufwärmtraining verbessert die Funktion des Herz-Kreislauf-Systems, das »spezielle« Aufwärmen bereitet die nachfolgende Belastung vor.
- Die Nerv-Muskel-Bahnen werden sensibilisiert. Dadurch werden neuromuskuläre Impulse schneller weitergeleitet.

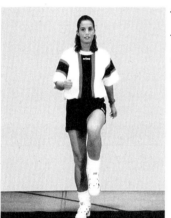

1 Laufen auf der Stelle
Die Beine laufen auf der Stelle, die Arme werden dazu entsprechend eingesetzt.
Wirkung: Kreislaufaktivierung und Mobilisation

2 Laufen mit Armkreisen
Wie bei Übung 1 wird auch hier auf der Stelle gelaufen. Die gestreckten Arme werden allerdings in Schulterhöhe langsam gekreist (ohne Bild).
Achtung: Arme nicht schnell kreisen.
Wirkung: Kreislaufaktivierung und Mobilisation

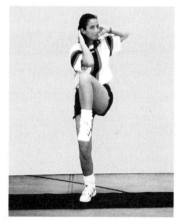

3 Hüpfen mit Knieheben
Die Hände in Nackenhalte nehmen. Mit geschlossenen Beinen auf der Stelle hüpfen und dann wechselseitig ein Knie und einen Ellenbogen diagonal zusammenführen.
Wirkung: Kreislaufaktivierung und Mobilisation

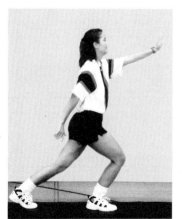

4 Schrittsprünge
Schrittstellung einnehmen. Ein Bein und jeweils den gegengleichen Arm ständig im Wechsel nach vorn bringen. Es soll weich umgesprungen werden.
Wirkung: Kreislaufaktivierung und Mobilisation

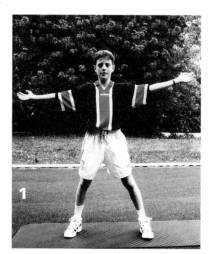
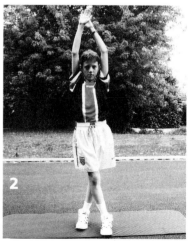

5 Kreuzsprünge
Gut geöffnete Seitgrätschstellung einnehmen. Die Arme und Beine gleichzeitig im Sprung kreuzen und dann wieder in die Seitgrätschstellung zurückspringen.
Wirkung: Kreislaufaktivierung und Mobilisation

4.3 Mobilisation und Dehnung (Stretching)

Viele Mobilisations- und Dehnungsübungen sind ohne vorheriges Aufwärmprogramm vertretbar. Bevor gekräftigt werden soll, muss die Muskulatur immer sanft mobilisiert und die (verspannten) Muskeln gedehnt werden. Alle Übungen sind immer langsam auszuführen. Eine regelmäßige Atmung beim Üben ist unbedingt einzuhalten.

Ziele der Mobilisation:
- Muskulären Verspannungen und Verkrampfungen sollen gelöst werden.
- Nachfolgende Kräftigungsübungen werden vorbereitet.

Ziele der Dehnung:
- Verkürzte Muskeln sollen gedehnt werden.
- Ein erhöhter Muskeltonus wird gesenkt.
- Die Bewegungsamplitude bleibt erhalten bzw. wird erweitert, ohne zu hypermobilisieren.

■ *Mobilisation und Dehnung – Oberer Rumpf, Nacken, Schultern und Arme*

1 Mobilisation und Dehnung der Schultern

In Seitgrätschstellung beide Arme bis in Schulterhöhe anheben. Einen Unterarm 90° nach unten und den anderen 90° nach oben anwinkeln. Jetzt werden beide Arme in dieser Haltung langsam nach hinten geführt.
Achtung: Die Schultern dürfen nicht hochgezogen werden.
Wirkung: Mobilisation, Dehnung der Schultern und der oberen Rückenmuskeln

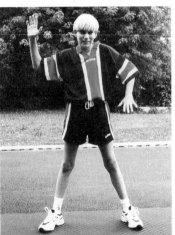

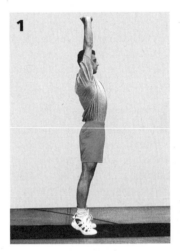

2 Mobilisation der Wirbelsäule

In Seitgrätschstellung werden die Finger ineinander verschränkt und die Handflächen über dem Kopf nach oben gestreckt. Die Arme ganz durchdrücken und den Fuß bis in die Zehenspitzen strecken. Dabei nicht ins Hohlkreuz fallen (Bild 2).
Wirkung: Dehnung der Rumpfmuskulatur und der Schulter-Arm-Region, Mobilisation der Wirbelsäule und Aktivierung der Venenpumpe

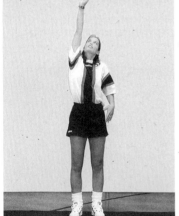

3 Mobilisation und Entspannung

Die Arme abwechselnd nach oben strecken und »nach den obersten Äpfeln greifen«.
Wirkung: Mobilisation und Entspannung

4 Dehnung der Brustmuskulatur

Bankstellung einnehmen. Einen Arm zur Seite strecken und die Handfläche auf den Boden legen. Die Schulter des seitlich gestreckten Armes sanft in Richtung Gegenhand bzw. Boden drücken (Blick ist auf die Gegenhand gerichtet). Die andere Schulter darf dabei nach oben aufdrehen. Eine umfassende Dehnung wird erzielt, wenn der stützende Arm noch diagonal nach vorn-oben aufgesetzt und diese Schulter ebenfalls sanft nach unten gedrückt wird (Bild 3).
Achtung: Die Schulter sollte vor Dehnbeginn nicht auf der Matte aufliegen.
Wirkung: Dehnung der Schulter-Arm-Region und der Brustmuskulatur

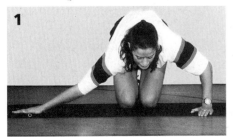
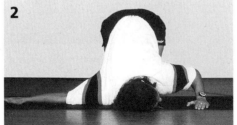
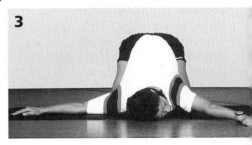

5 Dehnung der Brustmuskulatur

Aus der Bankstellung heraus werden beide Arme weit nach vorn auf den Boden gelegt. Die Knie stehen nicht zu eng nebeneinander. Die Schultern und Arme nach hinten-unten drücken, ohne dass sich die Hände deutlich verschieben.
Wirkung: Dehnung der Schulter-Arm-Region und der Brustmuskulatur

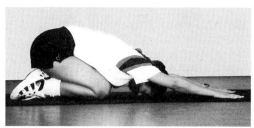

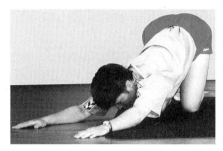

6 Dehnung der Brustmuskulatur

Aus der Bankstellung heraus werden beide Arme, seitlich verlagert, weit nach vorn auf den Boden gelegt. Die Knie stehen nicht zu eng nebeneinander. Die Schultern und Arme nach hinten-unten drücken, ohne dass sich die Hände deutlich verschieben.
Wirkung: Dehnung der Schulter-Arm-Region, der Brust- und Rückenmuskulatur

7 Dehnung der Brustmuskulatur

Aus der Bankstellung heraus werden beide Arme weit nach vorn auf den Boden und die Hände übereinander gelegt. Die Knie stehen nicht zu eng nebeneinander. Die Schultern und Arme nach hinten-unten drücken und den Rumpf sanft rotieren, ohne dass sich die Hände deutlich verschieben.
Wirkung: Dehnung der Schulter-Arm-Region, Brust- und Rückenmuskulatur

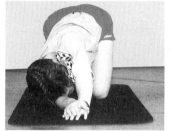

8 Dehnung der Brustmuskulatur

Aus der Bankstellung heraus wird ein Arm weit nach vorn auf den Boden gelegt. Der andere Arm liegt auf dem Rücken mit der Handfläche nach oben. Die Knie stehen nicht zu eng nebeneinander. Den gestreckten Arm und die Schulter nach hinten-unten drücken, ohne dass sich die Hand verschiebt.
Wirkung: Dehnung der Schulter-Arm-Region und der Brustmuskulatur

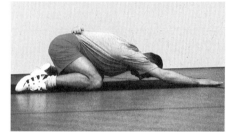

9 Dehnung der Brustmuskulatur

In Seitgrätschstellung werden die Hände am Hinterkopf angelegt, ohne dass die Schultern hochgezogen werden. Beide Ellenbogen gleichzeitig sanft nach hinten führen.
Achtung: Der Kopf sollte nicht nach vorn geneigt werden.
Wirkung: Mobilisation und Dehnung der Schulter-Arm-Region und Dehnung der Brustmuskulatur

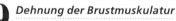

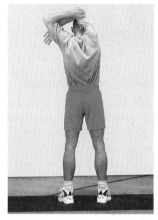

10 Dehnung des oberen Rückens

Die Seitgrätschstellung einnehmen. Einen Arm strecken und dann 90° hinter dem Kopf einwinkeln. Der freie Arm greift den Ellenbogen und zieht den Arm sanft seitlich.
Wirkung: Dehnung der Schulter-Arm-Region und des oberen Rückens

11 Dehnung des seitlichen Rumpfes

Die Beine sind überkreuzt. Die gestreckten Arme ebenfalls überkreuzen und die Handflächen gegeneinander legen. Rumpf und Arme werden maximal nach oben gestreckt. Die Arme und den oberen Rumpf zur Seite neigen.
Wirkung: Dehnung der seitlichen Rumpfmuskulatur und der Schulter-Arm-Region

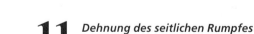

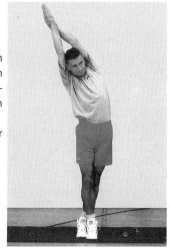

12 Dehnung des oberen Rückens

Die Ausgangsposition wie in Übung 11 einnehmen, aber jetzt die Arme nicht seitlich, sondern sanft nach hinten drücken (ohne Bild).
Achtung: In der Lendenwirbelsäule nicht ins Hohlkreuz fallen.
Wirkung: Dehnung der Schulter-Arm-Region und der Brustmuskulatur

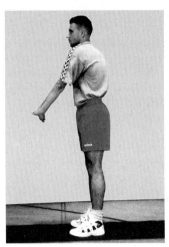

13 *Dehnung des oberen Rückens*
Seitgrätschstellung einnehmen. Die Finger werden verschränkt und die Handflächen von innen nach außen gedreht, so dass diese nach vorn zeigen. Die gestreckten Arme nach vorn-unten schieben. Ist kein weiteres Hinausschieben mehr möglich, werden die Schultern sanft vor dem Körper »zusammengeführt« und der obere Rückenbereich bewusst nach oben gedrückt.
Wirkung: Dehnung des oberen Rückens und der Schulter-Arm-Region

14 *Dehnung der Nackenmuskulatur*
In der Seitgrätschstellung wird ein Arm hinter dem Rücken diagonal nach unten gerichtet. Die freie Hand greift das Handgelenk. Den Kopf seitlich in Richtung greifender Hand neigen und den diagonalen Arm hinter dem Rücken weiter in dieselbe Richtung sanft ziehen.
Wirkung: Dehnung der seitlichen Hals-, Nackenmuskulatur und der Schulter-Arm-Region

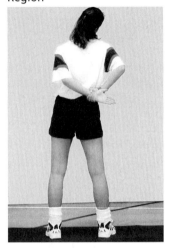

15 *Dehnung der Nackenmuskulatur*
In Seitgrätschstellung mit einer Hand über den Kopf greifen und den Kopf sanft zur Seite ziehen.
Variante: Der Gegenarm kann die Dehnung verstärken, indem er am Körper gestreckt nach unten drückt (Bild 2).
Wirkung: Dehnung der seitlichen Hals- und Nackenmuskulatur

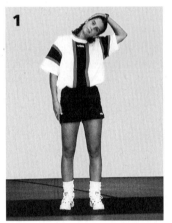 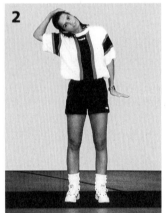

16 *Dehnung der Nackenmuskulatur*
In Seitgrätschstellung wird ein Arm hinter dem Rücken diagonal nach unten gerichtet. Die freie Hand greift über den Kopf in Richtung Ohr. Den Kopf sanft zur Seite ziehen.
Wirkung: Dehnung der seitlichen Hals- und Nackenmuskulatur und der Schulter-Arm-Region

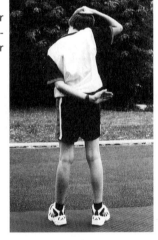

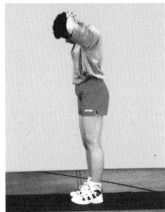

17 *Dehnung der Nackenmuskulatur*
Seitgrätschstellung einnehmen. Die Finger ineinander verschränken und die Handflächen auf den oberen Hinterkopf legen. Den Kopf sanft nach vorn-unten ziehen.
Wirkung: Dehnung der Nackenmuskulatur

18 *Dehnung der Schulter-Arm-Region*
Einen Arm nach oben strecken, vor dem Kopf beugen und dann die Hand auf die andere Schulter legen. Die freie Hand drückt am Ellenbogen den Arm sanft nach hinten.
Wirkung: Dehnung der Schulter-Arm-Region und des Deltamuskels

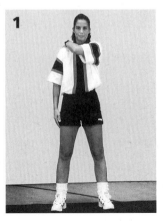 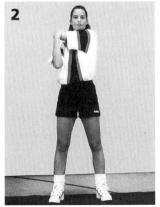

19 *Dehnung der Schulter-Arm-Region*
Eine leichte Seitgrätschstellung einnehmen. Ein Arm wird gestreckt und anschließend senkrecht hinter dem Kopf am Rücken abwärts geführt. Die freie Hand greift den Ellenbogen und drückt den Arm sanft nach unten.
Wirkung: Dehnung der Oberarmrückseite und der Schulter-Arm-Region

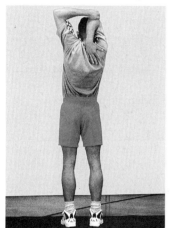

20 *Dehnung der Schulter-Arm-Region*
Beide Hände gleiten seitlich am Körper aufwärts. Liegen die Hände am Brustkorb, dann werden beide Ellenbogen langsam nach hinten geschoben.
Wirkung: Dehnung der Schulter-Arm-Region und der Brustmuskulatur

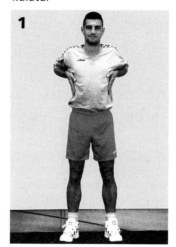 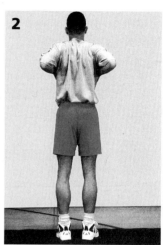

22 *Dehnung der Schulter-Arm-Region*
In der Seitgrätschstellung den Bauch einziehen. Die Arme sind in Tiefhalte und die Hände werden dann hinter dem Rücken verschränkt. Die Handflächen zeigen nach innen. Die gestreckten Arme langsam nach hinten-oben führen.
Bemerkung: Bei akuten Schulterluxationen sollte auf diese Übung verzichtet werden.
Achtung: Den Oberkörper aufrecht lassen.
Wirkung: Dehnung der Schulter-Arm-Region

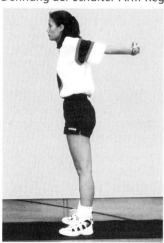

21 *Dehnung der Schulter-Arm-Region*
Ein Arm befindet sich in Nackenhalte, der andere Arm wird nach unten gestreckt und das Handgelenk angewinkelt. Die Beine werden überkreuzt. Der Ellenbogen leitet langsam die Rotation des Rumpfes nach hinten ein. Das Becken bleibt nach vorn gerichtet.
Wirkung: Dehnung der oberen Rumpfmuskulatur und der Schulter-Arm-Region

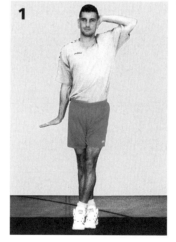 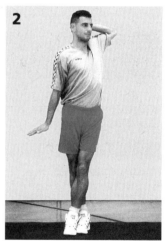

23 *Dehnung der Schulter-Arm-Region*
Mit angewinkelten Beinen die Sitzposition einnehmen. Die gestreckten Arme hinter dem Rücken auf den Boden aufstützen, die Finger zeigen nach hinten. Langsam mit dem Gesäß nach vorn rutschen, die Hände bleiben dabei fixiert am Boden.
Bemerkung: Bei akuten Schulterluxationen sollte auf diese Übung verzichtet werden.
Wirkung: Dehnung der Schulter-Arm-Region

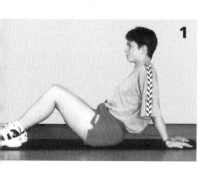 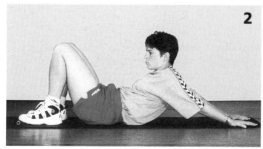

■ *Mobilisation und Dehnung – Rumpf*

1. Mobilisation der Wirbelsäule
In der Bankstellung wechselt der Rumpf langsam vom »Katzenbuckel« in die gemäßigte »Hängebrücke«.
Wirkung: Mobilisation der Wirbelsäule und Dehnung der Rumpfmuskulatur

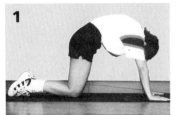 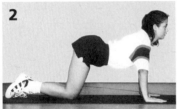

2. Mobilisation des Rumpfes
In der Rückenlage werden die Beine angestellt und die Arme liegen gebeugt neben dem Kopf in Hochhalte. Die Beine werden im Wechsel langsam seitlich zum Boden geführt, dabei sollen die Ellenbogen und Schultern am Boden bleiben. Der Kopf kann in die Gegenrichtung zu den Beinen gedreht werden.
Wirkung: Mobilisation des Rumpfes und der Rückenmuskulatur

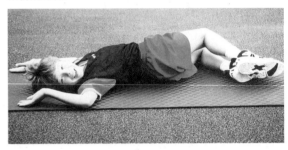

3. Dehnung der Bauchmuskulatur
In der Bauchlage werden die Arme ca. 90° unterhalb der Schulterachse angewinkelt und gleichzeitig wird der Oberkörper angehoben.
Bemerkung: Diese Übung eignet sich zur Entspannung nach einer intensiven Bauchkräftigung. Ein übertriebenes Aufrichten des Oberkörpers, z.B. indem die Arme gestreckt werden, sollte aufgrund der dabei hervorgerufenen Hyperlordose unterbleiben.
Wirkung: Dehnung der Bauchmuskulatur und Mobilisation der Wirbelsäule

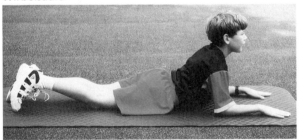

4. Dehnung der Rückenmuskulatur
In der Rückenlage die Beine maximal zur Brust hin beugen. Die Knie sind gut geöffnet. Der Kopf wird zwischen die Knie angehoben und die Knie geradlinig nach hinten geschoben.
Wirkung: Dehnung der Rückenmuskulatur

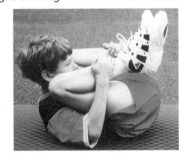

5. Dehnung der Rückenmuskulatur
In der Rückenlage werden die Beine maximal zur Brust hin gebeugt. Der Kopf wird angehoben und die Hände drücken die Beine gegen den Oberkörper.
Wirkung: Dehnung der Rücken- und Gesäßmuskulatur

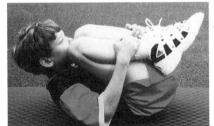

6. Dehnung der Rückenmuskulatur
In der Rückenlage die Arme und Beine geradlinig maximal auseinanderziehen. Durch diese Streckung werden die Bandscheiben optimal entlastet. Nach der maximalen Streckung kann man noch eine Weile entspannt liegen bleiben. Während der Übung eventuell Hinweise zum richtigen Atmen geben.
Wirkung: Dehnung und Entspannung der Rückenmuskulatur

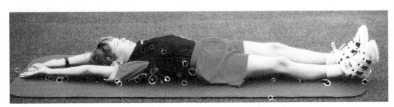

7 Dehnung der Rückenmuskulatur

In der Seitlage die Beine etwa 90° in Hüft- und Kniegelenk beugen. Die Beine mit dem unteren Arm fixieren und langsam die obere Schulter mit gestrecktem Arm nach hinten zum Boden führen.
Wirkung: Dehnung der Rückenmuskulatur und Mobilisation der Wirbelsäule

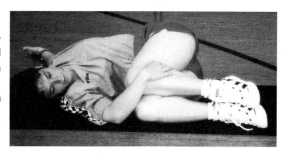

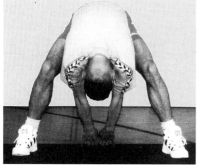

8 Dehnung der Rückenmuskulatur

Aus der Seitgrätschstellung die Beine leicht einbeugen. Die Arme und den Oberkörper langsam durch die Beine nach hinten schieben.
Wirkung: Dehnung der Rückenmuskulatur

9 Dehnung der Rückenmuskulatur

In leicht geöffneter Seitgrätschstellung die Hände in Nackenhalte nehmen. Den Oberkörper langsam im Wechsel zur Seite rotieren.
Variante: Die Beine überkreuzen und die Unterschenkel gegeneinander drücken. Den Oberkörper langsam rotieren. Das Becken bleibt dabei fixiert und nach vorn gerichtet (Bild 2).
Wirkung: Mobilisation der Wirbelsäule und Dehnung der Rückenmuskulatur

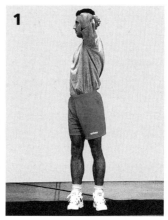
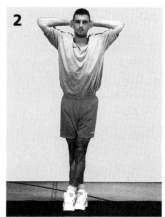

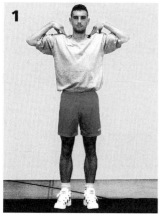
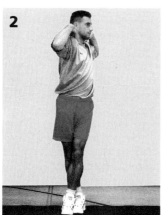

10 Dehnung der Rückenmuskulatur

In leicht geöffneter Seitgrätschstellung die Hände auf die Schultern legen. Den Oberkörper langsam im Wechsel zur Seite rotieren.
Variante: Die Beine überkreuzen und die Unterschenkel gegeneinander drücken. Den Oberkörper langsam rotieren. Das Becken bleibt dabei fixiert und nach vorn gerichtet (Bild 2).
Wirkung: Mobilisation der Schulter und Wirbelsäule und Dehnung der Rückenmuskulatur

11 Dehnung der Rückenmuskulatur

In leicht geöffneter Seitgrätschstellung die gestreckten Arme in Seithalte auf Schulterhöhe heben. Den Oberkörper langsam im Wechsel zur Seite rotieren.
Variante: Die Beine überkreuzen und die Unterschenkel gegeneinander drücken. Den Oberkörper langsam rotieren. Das Becken bleibt dabei fixiert und nach vorn gerichtet (Bild 2).
Wirkung: Mobilisation der Wirbelsäule und Dehnung der Rückenmuskulatur

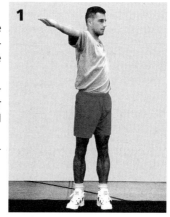
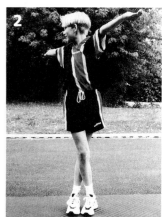

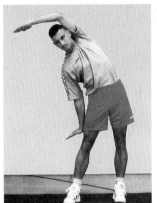

12 Dehnung der seitlichen Rumpfmuskulatur

Eine leicht geöffnete Seitgrätschstellung einnehmen. Ein Arm in Hochhalte, den anderen Arm am Bein in Tiefhalte führen und den Rumpf zur Seite neigen. Der obere Arm wird stärker gebeugt und zieht mit den Fingerspitzen sanft in Richtung Boden.
Achtung: Die Hüfte darf nicht nach vorn oder hinten ausweichen.
Wirkung: Dehnung der seitlichen Rumpfmuskulatur

13 Dehnung der seitlichen Rumpfmuskulatur

In Seitgrätschstellung wird eine Hand am Nacken in »Kugelstoßerstellung« positioniert. Der freie Arm liegt seitlich am Oberschenkel. Diesen Arm am Oberschenkel entlang sanft nach unten ziehen. Dadurch beugt sich der Rumpf seitlich. Der Ellenbogen des angewinkelten Armes unterstützt die Bewegung, indem er in diese Richtung schiebt.
Wirkung: Dehnung der seitlichen Rumpfmuskulatur und der Schulter-Arm-Region und Mobilisation der Wirbelsäule

14 Dehnung der seitlichen Rumpfmuskulatur

Eine leicht geöffnete Seitgrätschstellung einnehmen. Ein Arm wird nach oben gestreckt, dann im Ellenbogengelenk gebeugt und hinter dem Kopf am Rücken abwärts geführt. Die freie Hand greift den Ellenbogen. Dabei den Rumpf zur Seite neigen und mit dem oberen Arm sanft seitlich drücken.
Wirkung: Dehnung der seitlichen Rumpfmuskulatur und der Schulter-Arm-Region und Mobilisation der Wirbelsäule

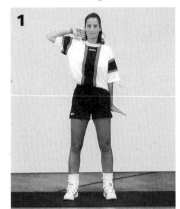
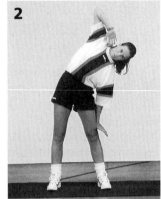
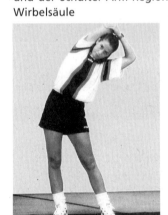

15 Dehnung der seitlichen Rumpfmuskulatur

Eine leicht geöffnete Seitgrätschstellung einnehmen. Die Hände ineinander verschränken und die Arme nach oben strecken. Anschließend die Arme zur Seite neigen.
Achtung: Die Hüfte darf nicht nach vorn oder hinten ausweichen.
Wirkung: Dehnung der seitlichen Rumpfmuskulatur und der Schulter-Arm-Region und Mobilisation der Wirbelsäule

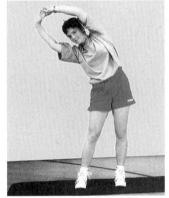

16 Dehnung der seitlichen Rumpfmuskulatur

Im Kniestand wird ein Arm nach oben gestreckt, der andere liegt dicht am Bein in Tiefhalte. Der obere gestreckte Arm zieht sanft über den Kopf. Der Handballen des anderen drückt geradlinig nach unten. Wird außerdem ein Bein seitlich ausgestellt, werden zusätzlich die Adduktoren gedehnt (Bild 2).
Wirkung: Dehnung der seitlichen Rumpfmuskulatur und der Adduktoren und Mobilisation der Wirbelsäule

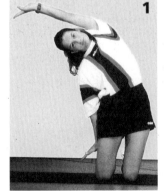
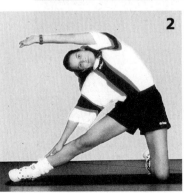

17 Dehnung der seitlichen Rumpfmuskulatur

Aus der weiten Seitgrätschstellung wird ein Bein gestreckt und das andere gebeugt. Ein Arm liegt am gestreckten Bein in Tiefhalte, der andere wird über den Kopf gelegt und in Richtung des gestreckten Beines gebeugt. Der Rumpf wird langsam seitlich über das gestreckte Bein geführt. Der Handballen des anderen Armes drückt am Bein entlang nach unten.
Wirkung: Dehnung der seitlichen Rumpfmuskulatur und der Adduktoren und Mobilisation der Wirbelsäule

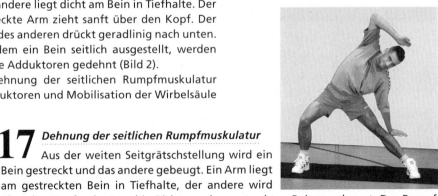

Mobilisation und Dehnung – Lendenwirbelsäule

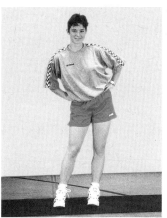

1 Mobilisation der Wirbelsäule
In Seitgrätschstellung die Hände seitlich an die Hüfte stützen und langsam mit dem Becken kreisen.
Wirkung: Mobilisation der Wirbelsäule und Dehnung der Rumpfmuskulatur

2 Mobilisation der Wirbelsäule
Im Kniestand die Hände in die Nackenhalte führen. Ein Ellenbogen leitet die langsame Rotation des Oberkörpers ein, das Becken bleibt frontal.
Wirkung: Mobilisation der Wirbelsäule und Dehnung der Rückenmuskulatur

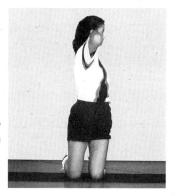

3 Mobilisation der Wirbelsäule
Im Schneidersitz mit geradem Rücken den Rumpf zur Seite drehen. Danach werden die Arme nach hinten-oben gestreckt.
Wirkung: Mobilisation der Wirbelsäule und Dehnung der Rückenmuskulatur

4 Mobilisation der Wirbelsäule
Im Schneidersitz mit geradem Rücken den Rumpf zur Seite drehen und den Oberkörper langsam zum Boden neigen. Die Hände stützen den Oberkörper dabei am Boden ab und die Stirn wird langsam weiter zum Boden geführt.
Wirkung: Mobilisation der Wirbelsäule und Dehnung der Rückenmuskulatur

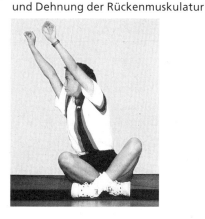

5 Mobilisation der Wirbelsäule
In der Bauchlage die Arme auf Schulterhöhe, mit den Handflächen nach unten, seitlich auf den Boden legen. Ein Bein langsam über das gestreckte Bein in Richtung Gegenarm führen (der Boden bzw. der Arm muss nicht berührt werden).
Achtung: Die Schulter sollte sich dabei nicht vom Boden lösen (Bild 2).
Wirkung: Mobilisation der Wirbelsäule und Dehnung der Rumpfmuskulatur

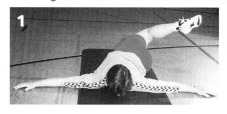
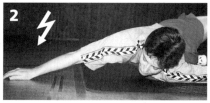

6 Dehnung der Rückenmuskulatur
In Rückenlage liegen die Arme in Tiefhalte auf dem Boden. Den Bauch einziehen und das Becken langsam in die Senkrechte anheben, bis die Dehnung deutlich spürbar ist. Die Schultern bleiben am Boden fixiert. Die Arme stabilisieren die Position.
Wirkung: Dehnung der Rücken- und Rumpfmuskulatur und Mobilisation der Wirbelsäule

7 Dehnung der Rückenmuskulatur
In der Rückenlage beide Beine anstellen. Die Arme liegen in Tiefhalte mit den Handflächen nach unten. Die Beine werden nun zur Seite abgelegt. Der Kopf dreht in die Gegenrichtung weg von den Knien.
Achtung: Die Schultern bleiben immer am Boden liegen.
Wirkung: Dehnung der Rückenmuskulatur und Mobilisation der Wirbelsäule

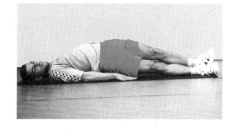
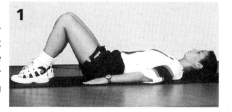
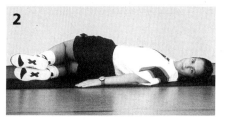

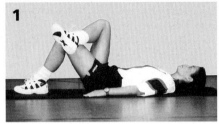 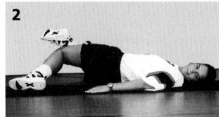

8 *Dehnung der Rückenmuskulatur*

In der Rückenlage beide Beine anstellen. Die Arme liegen in Tiefhalte mit den Handflächen nach unten auf dem Boden. Ein Bein auf den Oberschenkel des anderen, angestellten Beines legen und dieses sanft zur Seite drücken. Der Kopf dreht in die Gegenrichtung weg von den Knien.
Bemerkung: Die Schultern bleiben immer am Boden liegen.
Wirkung: Dehnung der Gesäß- und Rückenmuskulatur und Mobilisation der Wirbelsäule

9 *Dehnung der Rückenmuskulatur*

In der Rückenlage wird ein Bein angestellt. Die Unterarme werden 90° angewinkelt und liegen neben dem Kopf. Das angewinkelte Bein wird vom Gegenarm über das gestreckte Bein zur Seite geführt. Der Kopf dreht in die Gegenrichtung weg von den Knien.
Bemerkung: Die Schultern bleiben immer am Boden liegen.
Wirkung: Dehnung der Rückenmuskulatur und Mobilisation der Wirbelsäule

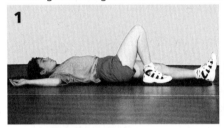 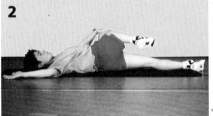 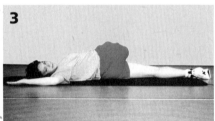

 ■ *Dehnung der Bein- und Hüftmuskulatur*

1 *Dehnung der Oberschenkelvorderseite*

In weiter Schrittstellung stabilisieren die Hände die Position, indem sie sich auf dem vorderen Knie abstützen. Der Oberkörper ist aufrecht. Das hintere Knie wird nun nach vorn-unten und das Becken nach vorn-oben geschoben.
Achtung: Den Oberkörper bei der Dehnung nicht nach vorn neigen.
Wirkung: Dehnung der Oberschenkelvorderseite und der Lenden-Darmbeinmuskulatur

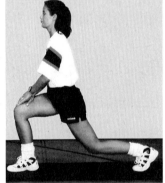

2 *Dehnung der Oberschenkelvorderseite*

In weiter Schrittstellung befinden sich die Hände in Nackenhalte. Der Oberkörper ist aufrecht. Das hintere Knie nach vorn-unten und das Becken nach vorn-oben schieben.
Achtung: Den Oberkörper bei der Dehnung nicht nach vorn neigen.
Wirkung: Dehnung der Oberschenkelvorderseite und der Lenden-Darmbeinmuskulatur

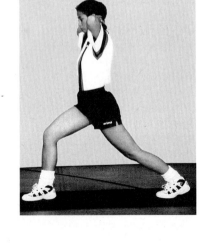

3 *Dehnung der Oberschenkelvorderseite*

Aus einer sehr weiten Schrittstellung wird das Knie des hinteren Beines zum Boden geführt, das Becken darf dabei nicht nach hinten ausweichen. Die Hände stabilisieren die Position, indem sie sich auf dem vorderen Knie abstützen. Der Oberkörper ist aufrecht. Den Bauch einziehen und das Becken nach vorn-oben schieben.
Achtung: Den Oberkörper bei der Dehnung nicht nach vorn neigen.
Wirkung: Dehnung der Oberschenkelvorderseite und der Lenden-Darmbeinmuskulatur

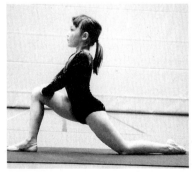

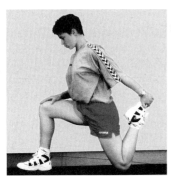

4 Dehnung der Oberschenkelvorderseite

Aus dem Kniestand heraus wird ein Bein nach vorn aufgestellt. Den Unterschenkel des hinteren Beines anheben und den Fuß mit der gleichseitigen Hand ergreifen. Zur Stabilisierung stützt die andere Hand auf dem vorderen Oberschenkel. Das Becken nach vorn-oben schieben.
Achtung: Das Becken darf während der Dehnung nicht nach hinten kippen.
Bemerkung: Weiche Unterlage ist empfehlenswert.
Wirkung: Dehnung der Oberschenkelvorderseite und der Lenden-Darmbeinmuskulatur

5 Dehnung der Oberschenkelvorderseite

Aus dem Kniestand heraus werden die Zehen gestreckt, die Knie liegen nicht zu eng nebeneinander. Der Oberkörper wird nach hinten verlagert, die Arme stützen sich auf dem Boden ab (die Finger zeigen nach hinten). Den Bauch einziehen, das Becken nach vorn-oben schieben und den Kopf in Verlängerung des Rückens gerade halten.
Achtung: Eine Hohlkreuzposition muss vermieden werden.
Wirkung: Dehnung der Lenden-Darmbeinmuskulatur und der Oberschenkelvorderseite

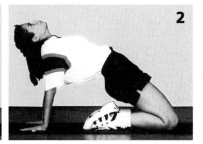

6 Dehnung der Oberschenkelvorderseite

In Seitlage wird in Knie- und Hüftgelenk das untere Bein 90° nach vorn gebeugt (stabilisiert die Position). Die untere Hand stützt den Oberkörper ab. Die freie Hand greift den Unterschenkel oder Fuß des oberen Beines und richtet das Knie senkrecht nach unten aus. Der Bauch wird eingezogen. Die Hüfte nach vorn schieben und danach das obere Bein sanft nach hinten ziehen. Abschließend kann noch die Ferse vorsichtig zum Gesäß gezogen werden.
Achtung: Das Becken darf während der Dehnung nicht kippen und die Hüfte sollte nicht gewinkelt sein.
Bemerkung: Besonders Ballspieler und Jungen haben häufig eine stark verkürzte Oberschenkelmuskulatur. Sie können und müssen auch nicht diese demonstrierte Endposition beim ersten Training erreichen.
Wirkung: Dehnung der Oberschenkelvorderseite

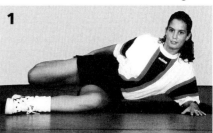

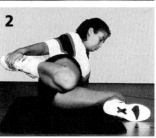

7 Dehnung der Oberschenkelvorderseite

In Bauchlage wird ein Bein angewinkelt und am Fußrist gehalten. Den Bauch einziehen, das Becken gegen die Unterlage schieben und das Knie sanft nach oben ziehen.
Achtung: Den Rumpf nicht ins Hohlkreuz überstrecken
Wirkung: Dehnung der Oberschenkelvorderseite

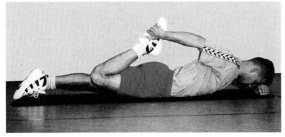

8 Dehnung der Oberschenkelvorderseite

Im Stand wird ein Bein angewinkelt und am Fußrist gehalten. Den Bauch einziehen, das Becken nach vorn schieben und das Knie sanft nach hinten führen.
Das Bein darf wegen der Scherbelastung nicht seitlich abgespreizt werden (Bild 3).
Achtung: Das Becken darf während der Dehnung nicht rotieren.
Bemerkung: Stabilisiert wird die Übung, wenn man sich entweder an der Wand festhält, oder wenn man am Boden bzw. Horizont mit den Augen einen Punkt fixiert.
Wirkung: Dehnung der Oberschenkelvorderseite

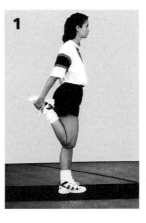
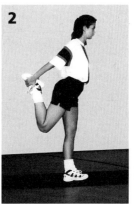
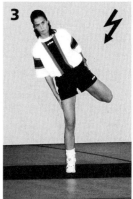

9 Dehnung der Oberschenkelrückseite

In Rückenlage liegt ein Bein vollkommen gestreckt am Boden. Das andere Bein wird geradlinig zum Oberkörper gebeugt und oberhalb des Kniegelenks (am Oberschenkel) mit beiden Händen umgriffen. Das Kniegelenk langsam ganz durchstrecken. Das gestreckte Bein kann noch sanft in Richtung Oberkörper gezogen werden, bis die Dehnung optimal spürbar ist.
Wenn das freie Bein gebeugt wird (Bild 3), kann die Hüfte bei der Dehnung ausweichen. Die Dehnqualität sinkt. Deswegen ist diese Dehnposition zu korrigieren: »Strecke das am Boden liegende Bein ganz durch!«
Bemerkung: Ballsportler und Jungen haben häufig eine stark verkürzte Oberschenkelmuskulatur. Sie sollen zwar auch das Knie vollkommen durchdrücken, müssen das Bein aber nicht senkrecht führen. Diese Dehnposition darf zugelassen werden.
Wirkung: Dehnung der Oberschenkelrückseite

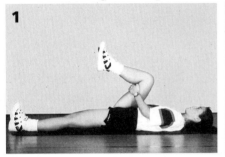
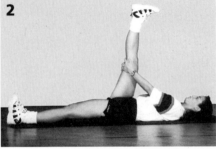
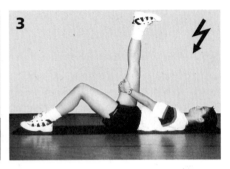

10 Dehnung der Oberschenkelrückseite

Aus dem Kniestand heraus ein Bein weit nach vorn stellen. Der Oberkörper wird ganz auf den Oberschenkel gelegt, den die Arme dann umgreifen. Das vordere Bein langsam durchstrecken, bis die Dehnung deutlich spürbar ist. Der Oberkörper soll sich vom Oberschenkel nicht lösen.
Wirkung: Dehnung der Oberschenkelrückseite

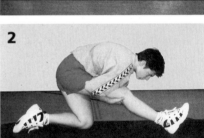

11 Dehnung der Oberschenkelrückseite

In gut geöffneter Seitgrätschstellung ein Bein beugen. Beide Hände umgreifen den Knöchel des gebeugten Beines. Das Knie nun langsam vollkommen durchstrecken.
Wirkung: Dehnung der Oberschenkelrückseite

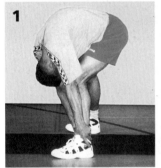
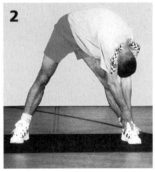

12 Dehnung der Oberschenkelrückseite

In Schrittstellung wird das vordere Bein gebeugt. Beide Hände greifen an den vorderen Fuß. Das vordere Knie nun langsam ganz durchstrecken, dabei sollen die Hände am Fuß bleiben.
Achtung: Den Rücken bei der Übung gerade halten.
Wirkung: Dehnung der Oberschenkelrückseite

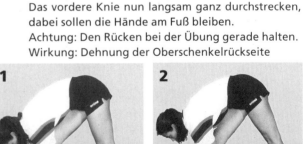

13 Dehnung der Gesäßmuskulatur

In der Rückenlage ein Bein maximal zum Oberkörper beugen und mit den Händen heranziehen. Das andere Bein liegt gestreckt am Boden.
Wirkung: Dehnung der Gesäßmuskulatur

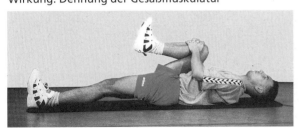

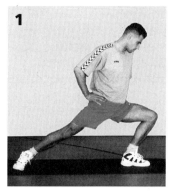
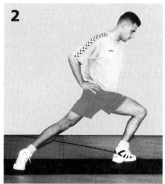

14 Dehnung der Adduktoren

In weiter Schrittstellung wird der hintere Fuß im 90° Winkel zum vorderen Fuß aufgestellt. Der Oberkörper ist aufrecht und die Hände stützen in der Hüfte. Das Becken nach vorn-oben schieben.
Um alle Adduktorenanteile zu dehnen, muss die Fuß- und Beinstellung verändert werden. Der Fuß des vorderen Beines wird abwechselnd 45° nach außen und dann nach innen gedreht. Das Becken nach dem Positionswechsel des Fußes wieder geradlinig nach vorn-oben schieben (Bild 2).
Achtung: Der Oberkörper darf bei der Dehnung nicht nach vorn gebeugt sein.
Wirkung: Dehnung der Adduktoren

15 Dehnung der Adduktoren

Aus der Seitgrätschstellung ein Bein seitlich herausstellen. Der Oberkörper ist aufrecht. Die Innenseite des ausgestellten Beines langsam in Richtung Standbein schieben und dabei das Standbein beugen.
Achtung: Den Oberkörper bei der Dehnung nicht nach vorn neigen.
Wirkung: Dehnung der Adduktoren

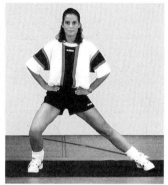

16 Dehnung der Adduktoren

Aus der Seitgrätschstellung wird ein Bein seitlich herausgestellt und dessen Zehen nach oben gedreht. Der Oberkörper ist aufrecht. Die Innenseite des ausgestellten Beines langsam in Richtung Standbein schieben und dabei das Standbein beugen.
Variante: Der Fuß des ausgestellten Beines zeigt 45° nach vorn (Bild 2).
Achtung: Den Oberkörper bei der Dehnung nicht nach vorn neigen.
Wirkung: Dehnung der Oberschenkelrückseite (Bild 1) und der Adduktoren (Bild 2)

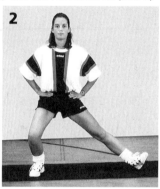

17 Dehnung der Adduktoren

In der Rückenlage die Beine beugen und die Fußsohlen gegeneinander führen. Die Hände liegen unter der Lendenwirbelsäule. Die Lendenwirbelsäule gegen die Hände drücken und sanft die Knie nach außen schieben.
Bemerkung: Um verschiedene Adduktorenanteile zu dehnen, müssen die Beine höher und tiefer verschoben werden.
Wirkung: Dehnung der Adduktoren

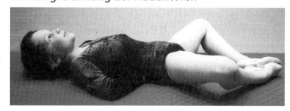

18 Dehnung der Wadenmuskulatur

In weiter Schrittstellung stabilisieren die Hände die Position, indem sie sich auf dem vorderen Knie abstützen. Der Oberkörper ist aufrecht. Das hintere Knie nach hinten-oben durchdrücken und die Ferse gegen den Boden schieben.
Variante: Die Hände werden ineinander verschränkt und mit den Handrücken vor die Stirn gelegt. Die Arme dann beim Durchdrücken des Knies in Verlängerung des Rumpfes nach oben strecken (Bild 3).
Achtung: Den Oberkörper bei der Dehnung nicht nach vorn beugen.
Wirkung: Dehnung der Wadenmuskulatur

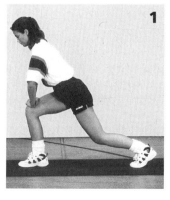
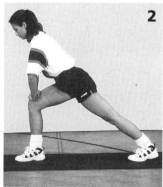
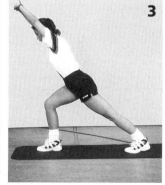

4.4 Stabilisierung und Kräftigung

Bei Kräftigungsübungen wird die Muskelspannung langsam aufgebaut. Um effektive Trainingsreize zu setzen, sollte am Belastungsmaximum geübt werden. Die Endposition muss aber unbedingt noch ohne Wackeln bzw. Kippen einzunehmen sein. Ist das nicht möglich, wird die Übung zu anspruchsvoll. In diesem Fall muss eine einfachere Übungsform gewählt werden oder eine Teilübung wird weggelassen (z. B. das Anheben eines Beines im Unterarmliegestütz). Das Auflösen der Muskelspannung darf nicht ruckartig erfolgen. Auf eine regelmäßige Atmung während der Belastung ist ebenfalls zu achten.

Ziele der Stabilisierung und Kräftigung:
- Stabilisation von Problemzonen.
- Abbau von muskulären Dysbalancen.
- Kräftigung der Muskulatur.
- Ein ausgewogenes Muskelgerüst soll günstige Voraussetzungen für dynamische Belastungsformen schaffen.
- Die Kräftigung der aufrichtenden Muskulatur soll eine aufrechte Körperposition ermöglichen.
- Ein stabiles Muskelkorsett ist die optimale Voraussetzung für alle Sportarten.

■ *Ganzkörperübungen*

1 Ganzkörperstabilisation

In der Bauchlage werden Gesäß- und Bauchmuskeln angespannt und die Unterarme unterhalb der Schulterachse aufgestützt. Den Körper langsam in die Unterarmliegestützposition heben. Die Übung wird intensiviert, wenn dazu ein Bein bis auf eine Linie mit dem Rücken angehoben wird (Bild 2).
Achtung: Die Augen sollten den Boden anschauen, d. h. der Kopf darf nicht nach oben überstreckt werden. Beim Anheben des Beines darf das Becken nicht seitlich kippen.
Variante: Eine deutliche Belastungssteigerung wird erzielt, wenn der Körper aus dieser Position noch zusätzlich nach vorn verschoben wird. Auch hier kann außerdem ein Bein bis in die Verlängerung des Rückens angehoben werden.
Wirkung: Ganzkörperstabilisation

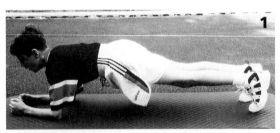
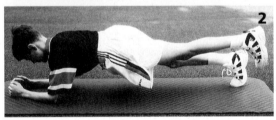

2 Ganzkörperstabilisation

In Bauchlage werden Gesäß- und Bauchmuskeln angespannt und die Unterarme parallel zur Schulterachse aufgelegt. Den Körper langsam in die Unterarmliegestützposition heben. Die Übung wird intensiviert, wenn dazu noch ein Bein bis auf eine Linie mit dem Rücken angehoben wird.
Achtung: Die Augen sollten den Boden anschauen, d. h. der Kopf darf nicht nach oben überstreckt werden. Beim Anheben des Beines darf das Becken nicht seitlich kippen.
Wirkung: Ganzkörperstabilisation

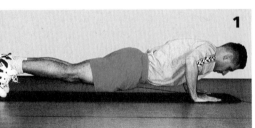
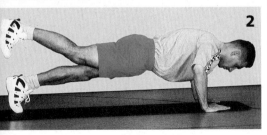

3 Ganzkörperstabilisation

In der Bauchlage werden Gesäß- und Bauchmuskeln angespannt und die Schulterblätter drücken sanft gegeneinander. Die Hände befinden sich unterhalb der Schulterachse. Den Körper langsam in die »halbe« Liegestützposition heben, die Arme also nicht ganz durchdrücken.
Die Übung wird intensiviert, wenn dazu ein Bein bis auf eine Linie mit dem Rücken angehoben wird (Bild 2).
Achtung: Die Augen sollten den Boden anschauen, d. h. der Kopf darf nicht nach oben überstreckt werden. Beim Anheben des Beines darf das Becken nicht seitlich kippen.
Wirkung: Ganzkörperstabilisation und Kräftigung der Schulter-Arm-Region

4 Ganzkörperstabilisation

In der Bauchlage werden Gesäß- und Bauchmuskeln angespannt und die Schulterblätter drücken sanft gegeneinander. Die Hände befinden sich unterhalb der Schulterachse, die Zehen sind gestreckt. Den Fußspann gegen den Boden drücken und den Körper gerade wie ein Brett langsam in die »halbe« Liegestützposition heben, die Arme also nicht ganz durchdrücken. Die Übung wird intensiviert, wenn dazu ein Bein bis auf eine Linie mit dem Rücken angehoben wird.

Achtung: Die Augen sollten den Boden anschauen, d.h. der Kopf darf nicht nach oben überstreckt werden. Beim Anheben des Beines darf das Becken nicht seitlich kippen.

Wirkung: Ganzkörperstabilisation und Kräftigung der Schulter-Arm-Region

Die Übung ist für Anfänger nicht geeignet!

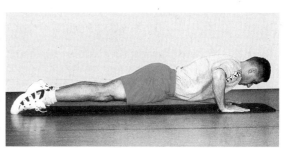

5 Ganzkörperstabilisation

Aus der Rückenlage werden die Unterarme unterhalb der Schulterachse aufgestützt und die Gesäß- und Bauchmuskeln angespannt. Den Körper langsam in die Unterarmliegestützposition rücklings heben, so dass Oberkörper, Becken und Oberschenkel eine Linie bilden.

Wirkung: Ganzkörperstabilisation

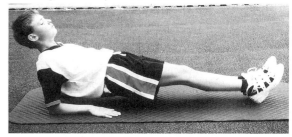

6 Ganzkörperstabilisation

In der Rückenlage werden Gesäß- und Bauchmuskeln angespannt. Die Hände werden in Höhe der Schulterachse aufgesetzt (die Finger zeigen zu den Füßen). Den Körper langsam in die Liegestützposition rücklings heben, so dass Oberkörper, Becken und Oberschenkel eine Linie bilden und zusätzlich ein Bein anheben.

Werden die Arme gebeugt und gestreckt, wird außerdem die Oberarmrückseite gekräftigt (Bild 2).

Achtung: Beim Anheben des Beines darf das Becken nicht seitlich kippen.

Wirkung: Ganzkörperstabilisation

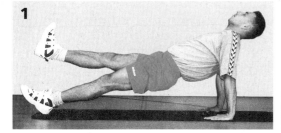
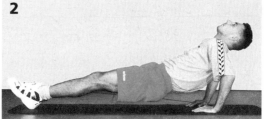

7 Ganzkörperstabilisation

In der Rückenlage werden die Beine angestellt und die Gesäß- und Bauchmuskeln angespannt. Die Arme befinden sich auf Schulterhöhe in Seithalte mit den Handflächen nach oben. Das Becken anheben, bis Oberkörper, Becken und Oberschenkel eine Linie bilden.

Variante a: Ein Bein wird zusätzlich angehoben (Bild 2).
Variante b: Beide Fersen werden angehoben (Bild 3).
Variante c: Beide Fersen werden angehoben und anschließend wird ein Bein bis in die Verlängerung der Linie Oberkörper-Oberschenkel gestreckt. (Diese Übung ist für Anfänger nicht geeignet!)

Achtung: Beim Anheben des Beines darf das Becken nicht seitlich kippen (Bild 4).

Wirkung: Ganzkörperstabilisation

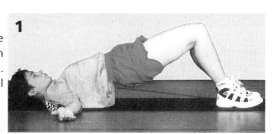
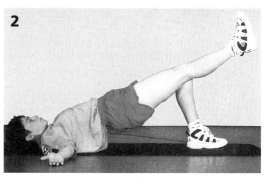
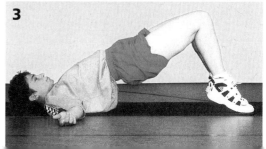
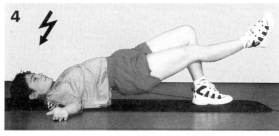

8 Ganzkörperstabilisation

In der Seitlage wird der untere Arm in Schulterhöhe aufgestützt, indem der Unterarm 90° nach vorn gebeugt wird. Der obere Arm sichert diese Position vor dem Körper. Die Beckenachse ist senkrecht. Das Becken anheben, bis Oberkörper, Becken und Oberschenkel eine Linie bilden. Geübte können dazu noch das obere Bein anheben (Bild 2).
Achtung: Das Becken darf während der Belastung nicht wackeln oder seitlich kippen.
Wirkung: Ganzkörperstabilisation und Kräftigung der seitlichen Rumpfmuskulatur

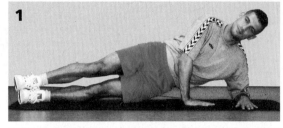
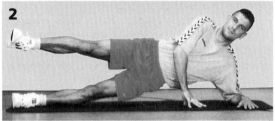

9 Ganzkörperstabilisation

In der Seitlage wird der untere Arm in Schulterhöhe aufgestützt, indem der Unterarm 90° nach vorn gebeugt wird. Der obere Arm liegt in Tiefhalte seitlich auf dem Rumpf. Die Beckenachse ist senkrecht. Das Becken anheben, bis Oberkörper, Becken und Oberschenkel eine Linie bilden. Geübte können dazu noch das obere Bein anheben (Bild 2).
Achtung: Das Becken darf während der Belastung nicht wackeln oder seitlich kippen.
Wirkung: Ganzkörperstabilisation und Kräftigung der seitlichen Rumpfmuskulatur

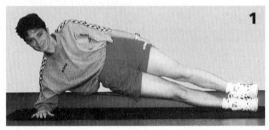
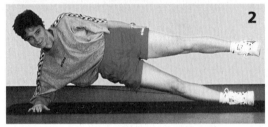

10 Ganzkörperstabilisation

In der Seitlage wird der untere Arm in Schulterhöhe aufgestützt, indem der Unterarm 90° nach vorn gebeugt wird. Der obere Arm liegt in Tiefhalte seitlich auf dem Rumpf. Die Beckenachse ist senkrecht. Das Becken anheben, bis Oberkörper, Becken und Oberschenkel eine Linie bilden und dazu das obere Bein mit der Fußspitze nach oben gerichtet etwas abspreizen. Das obere Bein wird in dieser Haltung langsam auf und ab bewegt.
Achtung: Das Becken darf während der Belastung nicht wackeln oder seitlich kippen. Bei Anzeichen eines Krampfes die Übung sofort abbrechen und die betreffende Muskulatur dehnen.
Wirkung: Ganzkörperstabilisation und Kräftigung der seitlichen Rumpfmuskulatur, Gesäß- und Beinmuskulatur

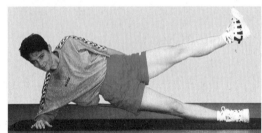

11 Ganzkörperstabilisation

Im Seitstütz liegt der obere Arm in Tiefhalte seitlich auf dem Rumpf. Die Beckenachse ist senkrecht. Geübte können dazu noch das obere Bein anheben, den Arm vom Rumpf lösen und geradlinig fußwärts richten (Bild 2).
Um die Schwierigkeit der Übung noch zu erhöhen, wird der obere Arm über den Kopf gestreckt (Bild 3).
Achtung: Das Becken darf während der Belastung nicht wackeln oder seitlich kippen.
Wirkung: Ganzkörperstabilisation und Kräftigung der seitlichen Rumpfmuskulatur

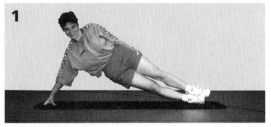
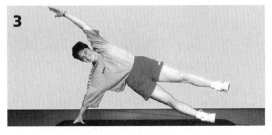
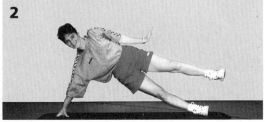

■ Kräftigung des oberen Rumpfbereichs

1 Kräftigung der Arme und Schultern
In der erweiterten Bankstellung werden die Unterschenkel überkreuzt und gegeneinander gedrückt (dadurch wird der Rumpf stabilisiert). Die Finger sind leicht nach innen gedreht und zeigen zueinander. Die Arme langsam beugen und strecken.
Bemerkung: Je weiter die Knie nach hinten verschoben werden, desto anstrengender wird die Übung. Zur Schonung der Knie ist eine weiche Unterlage empfehlenswert.
Wirkung: Kräftigung der Arme und Schultern sowie Rumpfkräftigung

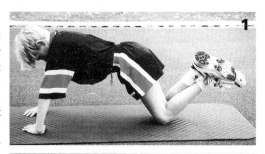

2 Kräftigung der Arme und Schultern
In der erweiterten Bankstellung werden die Unterschenkel überkreuzt und gegeneinander gedrückt (dadurch wird der Rumpf stabilisiert). Die Finger sind leicht nach innen gedreht und zeigen zueinander. Die Arme langsam beugen und strecken. Das Gewicht des Oberkörpers wird aber mehr seitlich in Richtung eines Armes verlagert, so dass dieser stärker gebeugt und belastet wird als der andere Arm.
Bemerkung: Zur Schonung der Knie ist eine weiche Unterlage empfehlenswert.
Wirkung: Kräftigung der Arme und Schultern sowie Rumpfkräftigung

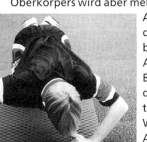

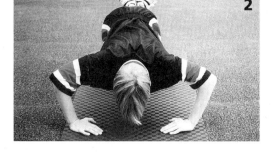

3 Kräftigung der Arme und Schultern
Im Deltaliegestütz werden die Unterschenkel überkreuzt und die Schulterblätter sanft gegeneinander gedrückt (dadurch wird der Rumpf stabilisiert). Die Finger sind leicht nach innen gedreht und zeigen zueinander. Die Arme langsam beugen und strecken.
Bemerkung: Da die Wirbelsäule bei dieser Übung mehr geschützt ist als bei »normalen« Liegestützübungen, ist sie besonders für Kinder und Anfänger empfehlenswert.
Wirkung: Kräftigung der Arme und Schultern sowie Rumpfkräftigung

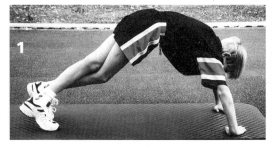
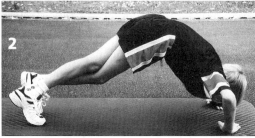

4 Kräftigung der Arme und Schultern
Im Deltaliegestütz die Schulterblätter sanft gegeneinander drücken (dadurch wird der Rumpf stabilisiert). Die Arme langsam beugen und strecken.
Variante: Ein Bein wird bis auf eine Linie mit dem Rücken angehoben (Bild 2).
Wirkung: Kräftigung der Arme und Schultern sowie Rumpfkräftigung

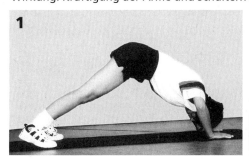
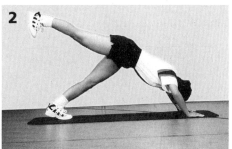

5 *Kräftigung der Arme und Schultern*
Im Liegestütz werden die Schulterblätter sanft gegeneinander gedrückt. Die Finger sind leicht nach innen gedreht. Die Arme langsam beugen und strecken.
Variante: Ein Bein wird bis auf eine Linie mit dem Rücken angehoben (Bild 2).
Wirkung: Kräftigung der Arme und Schultern sowie Rumpfkräftigung

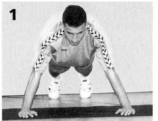
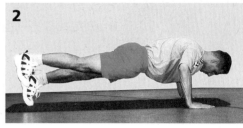

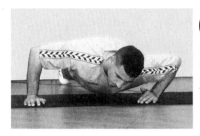

6 *Kräftigung der Arme und Schultern*
Im Liegestütz werden die Schulterblätter sanft gegeneinander gedrückt. Die Finger sind leicht nach innen gedreht. Die Arme langsam beugen und strecken. Das Gewicht des Oberkörpers wird aber mehr seitlich in Richtung eines Armes verlagert, so dass dieser stärker gebeugt und belastet wird als der andere Arm.
Wirkung: Kräftigung der Arme und Schultern sowie Rumpfkräftigung

7 *Kräftigung der Arme und Schultern*
In der Bankstellung rücklings bilden Oberschenkel, Becken und Oberkörper eine Linie. Aus dieser Stellung heraus werden die Arme gebeugt und gestreckt.
Achtung: Die meisten Menschen heben den Kopf an, damit sie sich besser orientieren können (Bild 1). Korrektur: »Positioniere den Kopf in Verlängerung des Rumpfes.«
Wirkung: Kräftigung der Arme (Trizeps) und Ganzkörperstabilisation

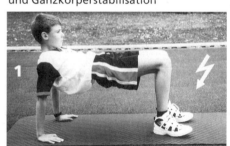

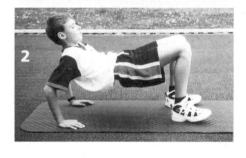

8 *Kräftigung der Arme und Schultern*
In der Bankstellung rücklings bilden Oberschenkel, Hüfte und Oberkörper eine Linie. Ein Bein wird auf diese Achse angehoben. Aus dieser Stellung heraus die Arme beugen und strecken.
Wirkung: Kräftigung der Arme (Trizeps) und Ganzkörperstabilisation

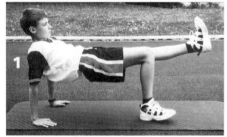

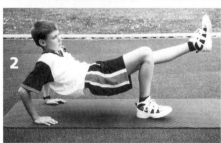

9 *Kräftigung der Arme und Schultern*
In Seitlage greift der untere Arm an die obere Hüftseite. Der obere Arm wird vor dem Oberkörper in Brusthöhe aufgestützt. Den oberen Arm strecken und beugen, somit wird der Oberkörper gehoben und gesenkt.
Variante: Der untere Arm wird in Richtung der Körperlängsachse gestreckt. Den stützenden Arm strecken und beugen, der Oberkörper und der gestreckte Arm wird dadurch gehoben und gesenkt (Bild 2).
Wirkung: Kräftigung der Arme und Schultern

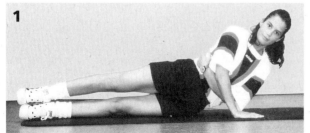
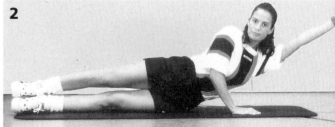

■ *Kräftigung des Rücken- und Rumpfbereichs*

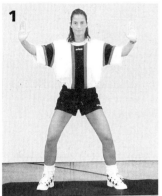
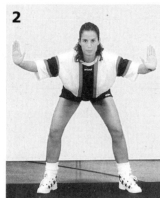

1 *Kräftigung der Rücken- und Rumpfmuskulatur*
In der Seitgrätschstellung die Beine beugen und den Rücken strecken. Die Arme sind weit geöffnet neben dem Kopf, die Handflächen drücken gegen eine imaginäre Wand. Dabei die Schulterblätter sanft zusammenziehen und den Rumpf nach vorn beugen, ohne dass der Rücken sich rundet.
Variante: Die Hände in Nackenhalte nehmen. In dieser Position wird die Oberkörperspannung gehalten und die Beine werden stärker gebeugt (maximal 90°) und wieder bis in die Ausgangsposition (nicht höher) gestreckt (Bild 3).
Achtung: Den Kopf nicht mit dem Kinn zur Brust neigen.
Wirkung: Kräftigung der Rücken- und Rumpfmuskulatur

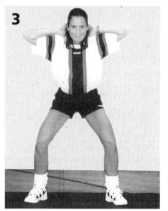

2 *Kräftigung der Rücken- und Rumpfmuskulatur*
In Seitgrätschstellung werden die Beine etwas gebeugt und der Rücken vollkommen gestreckt. Die Arme sind neben dem Kopf, die Handflächen zeigen nach vorn. Die Schulterblätter sanft zusammenziehen und den Rumpf nach vorn beugen, ohne dass der Rücken sich rundet. Die Arme in Verlängerung des Rückens nach vorn-oben strecken (Bild 2).
Variante: Die Arme werden abwechselnd nach vorn-oben gestreckt (Bild 3).
Achtung: Den Kopf nicht mit dem Kinn zur Brust neigen.
Wirkung: Kräftigung der Rücken- und Rumpfmuskulatur

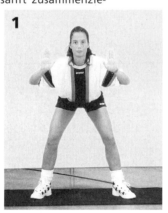
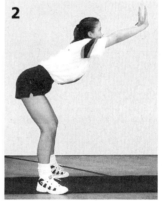
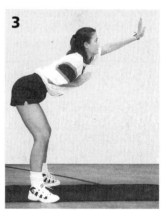

3 *Kräftigung der Rücken- und Rumpfmuskulatur*
In Seitgrätschstellung die Beine etwas beugen und den Rücken vollkommen strecken. Die Hände sind vor der Stirn ineinander verschränkt, die Handflächen zeigen nach vorn. Die Schulterblätter sanft zusammenziehen und den Rumpf nach vorn beugen, ohne dass sich der Rücken rundet. Die Arme in Verlängerung des Rückens ganz durchstrecken.
Achtung: Den Kopf nicht mit dem Kinn zur Brust neigen.
Wirkung: Kräftigung der Rücken- und der Rumpfmuskulatur

4 *Kräftigung der Rücken- und Rumpfmuskulatur*
In Seitgrätschstellung werden die Beine etwas gebeugt und der Rücken vollkommen gestreckt. Die Hände sind in Nackenhalte und die Ellenbogen ziehen leicht nach hinten. Die Schulterblätter sanft zusammenziehen und den Rumpf nach vorn beugen, ohne dass sich der Rücken rundet. Den Oberkörper langsam im Wechsel zu beiden Seiten verdrehen.
Achtung: Der Kopf darf nicht mit dem Kinn zur Brust geneigt werden.
Wirkung: Kräftigung der Rücken- und der Rumpfmuskulatur

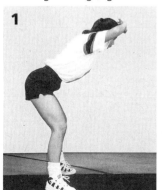
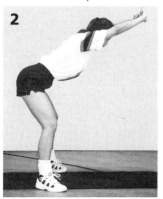
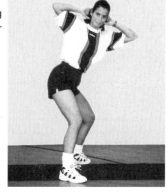

5 Kräftigung der Rückenmuskulatur

In der Bankstellung das linke Bein und den rechten Arm langsam und geradlinig auf Rumpfhöhe anheben. Geübte können das Bein und den Arm gleichzeitig langsam senken und wieder heben.
Achtung: Das Becken darf nicht seitlich kippen.
Wirkung: Kräftigung der Rückenmuskulatur

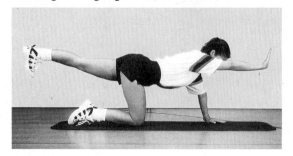

6 Kräftigung der Rückenmuskulatur

In der Bankstellung gleichseitig das rechte Bein und den rechten Arm langsam und geradlinig auf Rumpfhöhe anheben. Geübte können das Bein und den Arm gleichzeitig langsam senken und wieder heben.
Achtung: Das Becken darf in keiner Phase seitlich kippen.
Wirkung: Kräftigung der Rückenmuskulatur

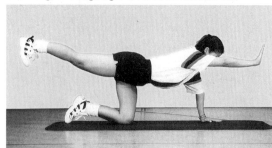

7 Kräftigung der Rückenmuskulatur

Aus der Bankstellung das Gesäß auf die Unterschenkel absetzen. Die Knie sind schulterbreit geöffnet. Den Rumpf und die Arme strecken. Die Handflächen zeigen zueinander und die Handkanten stützen den Oberkörper auf dem Boden ab. Die Schulterblätter drücken sanft gegeneinander. Einen Arm gestreckt und geradlinig bis auf Rückenhöhe anheben. Die andere Hand bleibt am Boden und stabilisiert diese Position. Geübte können beide Arme anheben, wenn der Rücken dabei gerade bleiben kann. Im Fall von Bild 2 wäre die Übungsausführung zu korrigieren:
»Ziehe den Bauch ein und drücke die Schulterblätter gegeneinander, um den Rumpf gerade zu fixieren und hebe beide Arme bis in die Verlängerung des Rumpfes an.«
Achtung: Das Kinn darf nicht in Richtung Brust geführt werden.
Wirkung: Kräftigung der Rückenmuskulatur

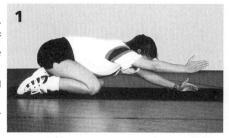
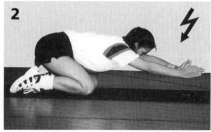

8 Kräftigung der Rückenmuskulatur

Aus der Bankstellung das Gesäß auf die Unterschenkel absetzen. Die Knie sind schulterbreit geöffnet. Die Arme befinden sich in Nackenhalte, ohne dass der Kopf dabei geneigt wird. Den gestreckten Oberkörper langsam heben und senken. Geübte führen die Arme gebeugt neben den Kopf und heben und senken langsam den gestreckten Oberkörper mit den Armen »im Block« (Bild 2). Je weiter die Arme nach vorn gestreckt werden, desto anstrengender wird die Übung.
Achtung: Den Kopf nicht nach unten neigen, da sonst ein Rundrücken entsteht. Die Körperposition so wählen, dass der Oberkörper nicht nach vorn überkippt.
Wirkung: Kräftigung der Rückenmuskulatur

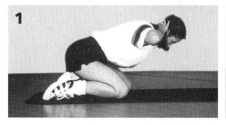
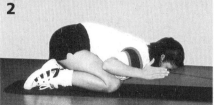

9 Kräftigung der Rückenmuskulatur

In der Bauchlage wird ein Bein in Knie- und Hüftgelenk 90° angewinkelt. Die Stirn liegt auf den Unterarmen, so dass frei geatmet werden kann. Den Bauch einziehen, das gestreckte Bein anheben und die Zehen zum Körper ziehen.
Gut Trainierte können noch den gegengleichen Arm gestreckt anheben und das lange Bein zusammen mit dem Arm langsam auf und ab bewegen (Bild 2).
Variante: Den gestreckten Arm gegen eine imaginäre Wand drücken (Bild 3).
Wirkung: Kräftigung der Rückenmuskulatur

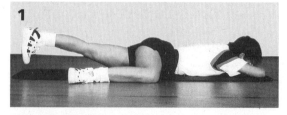
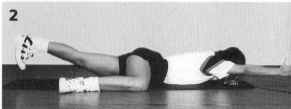
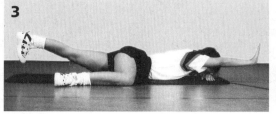

10 Kräftigung der Rückenmuskulatur

In der Bauchlage wird ein Bein in Knie- und Hüftgelenk 90° angewinkelt. Die Hände liegen auf dem Hinterkopf. Den Bauch einziehen, das gestreckte Bein anheben und die Zehen zum Körper ziehen.
Gut Trainierte können zusätzlich den Rumpf etwas anheben und diesen langsam zur Seite verdrehen (Bild 2).
Wirkung: Kräftigung der Rückenmuskulatur

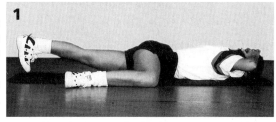
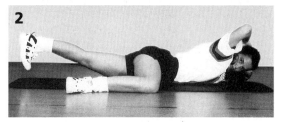

11 Kräftigung der Rückenmuskulatur

In der Bauchlage wird ein Bein in Knie- und Hüftgelenk 90° angewinkelt. Die Arme liegen gestreckt seitlich auf Schulterhöhe am Boden. Den Bauch einziehen. Das gestreckte Bein und die Arme anheben.
Gut Trainierte können die gestreckten Arme vor dem Körper zusammenführen (Handflächen aneinander) und den Rumpf langsam zur Seite verdrehen (Bild 2).
Wirkung: Kräftigung der Rückenmuskulatur

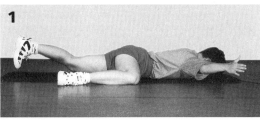
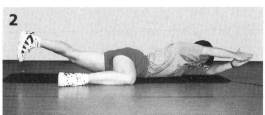

12 Kräftigung der Rückenmuskulatur

In der Bauchlage wird ein Bein in Knie- und Hüftgelenk 90° angewinkelt. Die Unterarme werden vor dem Kopf ineinander verschränkt. Den Bauch einziehen. Das gestreckte Bein und den Oberkörper mit den Armen ein wenig anheben.
Wirkung: Kräftigung der Rückenmuskulatur

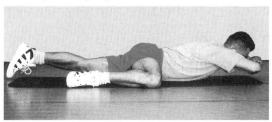

13 Kräftigung der Rückenmuskulatur

In der Bauchlage die Stirn auf den Unterarmen ablegen, so dass Nase und Mund frei atmen können. Den Bauch einziehen und die Gesäßmuskulatur fest anspannen. In dieser Grundspannung die Beine langsam anheben.
Die Beine können abwechselnd auf und ab bewegt werden (Bild 2).
Wirkung: Kräftigung der Rücken- und der Gesäßmuskulatur

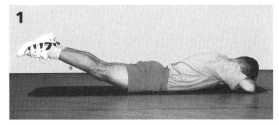

14 Kräftigung der Rückenmuskulatur

In der Bauchlage die Stirn auf einen Unterarm auflegen, so dass Nase und Mund frei atmen können. Den Bauch einziehen und die Gesäßmuskulatur fest anspannen. In dieser Grundspannung werden ein Arm und das gegenseitige Bein (linker Arm, rechtes Bein) langsam angehoben und geradlinig gestreckt. Geübte können beide Arme gleichzeitig strecken (Bild 2).
Achtung: Die Augen sind immer zum Boden gerichtet.
Wirkung: Kräftigung der Rückenmuskulatur

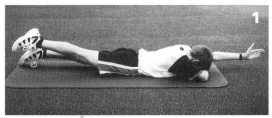
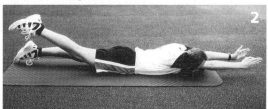

15 *Kräftigung der Rückenmuskulatur*

In der Bauchlage den Bauch einziehen und die Gesäßmuskulatur fest anspannen. Arme und Beine sind gestreckt und werden gleichzeitig langsam angehoben. Dicht über dem Boden wird dann im Zeitlupentempo eine »Hampelmannbewegung« ausgeführt.
Achtung: Die Augen schauen immer zum Boden.
Wirkung: Kräftigung der Rücken-, der Rumpfmuskulatur und der Schulter-Arm-Region

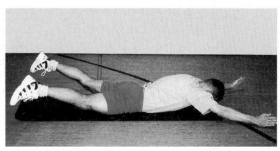

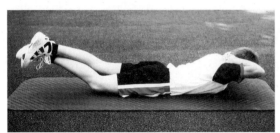

16 *Kräftigung der Rückenmuskulatur*

In der Bauchlage die Hände in Nackenhalte legen. Die Beine sind überkreuzt, die Unterschenkel drücken gegeneinander. Den Bauch einziehen und die Gesäßmuskulatur fest anspannen. In dieser Grundspannung werden die Beine und wenn möglich auch der Oberkörper ein paar Zentimeter langsam angehoben.
Achtung: Die Augen sind zum Boden gerichtet.
Wirkung: Kräftigung der Rückenmuskulatur

17 *Kräftigung der Rückenmuskulatur*

In der Bauchlage werden die Arme gestreckt in Schulterhöhe auf den Boden gelegt. Die Beine sind überkreuzt, die Unterschenkel drücken gegeneinander. Den Bauch einziehen und die Gesäßmuskulatur fest anspannen. In dieser Grundspannung werden die Beine, der Oberkörper und die gestreckten Arme ein paar Zentimeter langsam angehoben.
Variante: Wenn Beine, Oberkörper und Arme angehoben sind, wird der Oberkörper zur Seite bewegt. Ein Arm leitet die Bewegung ein, indem dieser den Oberkörper zur Seite »zieht« (Bild 2).
Achtung: Die Augen sind zum Boden gerichtet.
Wirkung: Kräftigung der Rücken- und der Schultermuskulatur

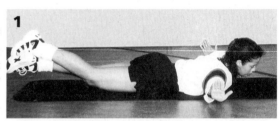

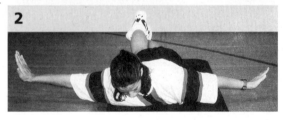

18 *Kräftigung der Rückenmuskulatur*

In der Bauchlage werden beide Beine im Kniegelenk 90° angewinkelt. Die Beine werden überkreuzt. Die Stirn liegt auf den Unterarmen, so dass frei geatmet werden kann. Den Bauch einziehen und die Unterschenkel gegeneinander drücken. Die Knie wenige Zentimeter anheben.
Wirkung: Kräftigung der Rücken- und der Gesäßmuskulatur

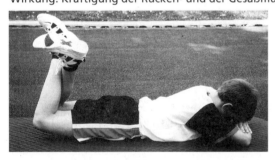

19 *Kräftigung der Rückenmuskulatur*

In der Bauchlage werden beide Beine im Kniegelenk 90° angewinkelt und überkreuzt. Die Arme liegen gestreckt vor dem Kopf auf dem Boden. Den Bauch einziehen und die Unterschenkel gegeneinander drücken. Die Knie und die Arme (Handflächen gegeneinander legen) wenige Zentimeter anheben (Bild 1).
Variante a: Die gestreckten Arme weden über dem Kopf wechselseitig überkreuzt (Bild 2).
Variante b: Gut Trainierte können die Arme vor dem Körper überkreuzen, die Handflächen gegeneinander drücken und die Arme vollkommen strecken (Bild 3).
Wirkung: Kräftigung der Rücken- und der Gesäßmuskulatur

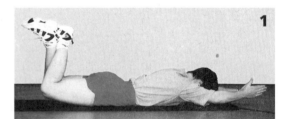

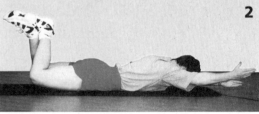

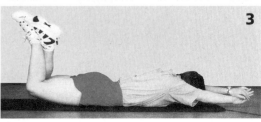

20 Kräftigung der Rückenmuskulatur

In der Bauchlage werden beide Beine im Kniegelenk 90° angewinkelt. Die Arme liegen gestreckt in Schulterhöhe auf dem Boden. Den Bauch einziehen. Die Beine und die Arme langsam anheben.
Gut Trainierte können die Arme vor dem Körper zusammenführen und die Handflächen aneinander legen (Bild 2).
Wirkung: Kräftigung der Rücken- und der Gesäßmuskulatur

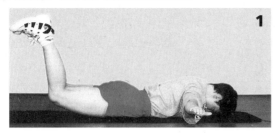
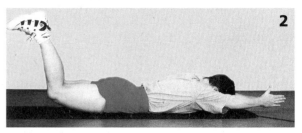

21 Kräftigung der Rückenmuskulatur

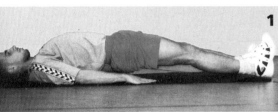

In der Rückenlage liegen die Arme in Tiefhalte auf dem Boden. Den Bauch einziehen und das Gesäß in Grundspannung bringen. Durch Druck der Fersen und der Schultern gegen den Boden hebt sich das Becken. Die Arme stabilisieren die Position. Gut Trainierte können noch ein Bein anheben und die Zehen dabei zum Körper anziehen (Bild 2).

Variante a: Die gestreckten Arme liegen in Schulterhöhe auf dem Boden. Zur Steigerung kann auch hier ein Bein angehoben werden (Bild 3)

Variante b: Die gestreckten Arme liegen in Schulterhöhe, die Unterarme werden dann 90° zum Kopf hin gebeugt und auf den Boden gelegt. Zusätzlich kann noch ein Bein angehoben werden (Bild 4).

Achtung: Bei Krampfanzeichen in der Oberschenkelrückseite ist die Übung sofort abzubrechen und die Oberschenkelrückseite sollte gedehnt werden.

Wirkung: Kräftigung der Rücken-, der Rumpfmuskulatur und der Oberschenkelrückseite

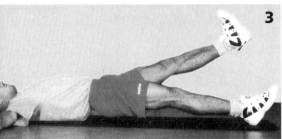
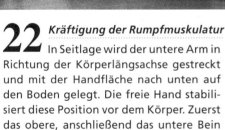
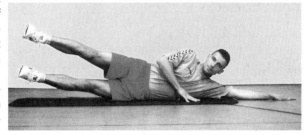

22 Kräftigung der Rumpfmuskulatur

In Seitlage wird der untere Arm in Richtung der Körperlängsachse gestreckt und mit der Handfläche nach unten auf den Boden gelegt. Die freie Hand stabilisiert diese Position vor dem Körper. Zuerst das obere, anschließend das untere Bein gestreckt anheben.
Achtung: Das Becken sollte senkrecht bleiben und darf nicht kippen. Bei Anzeichen eines Krampfes die Übung sofort abbrechen und die Muskulatur dehnen!
Wirkung: Kräftigung der Rumpfmuskulatur

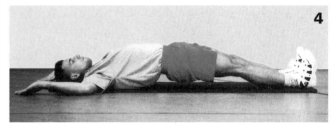

23 Kräftigung der Rumpfmuskulatur

In Seitlage wird der untere Arm in Richtung der Körperlängsachse gestreckt und mit der Handfläche nach unten auf den Boden gelegt. Der obere Arm liegt in Tiefhalte auf dem Rumpf. Das obere Bein gestreckt anheben. Anschließend schiebt der obere Arm in Richtung des angehobenen Fußes und nimmt den Rumpf dabei mit.
Bemerkung: Das Becken sollte senkrecht bleiben und darf nicht kippen.
Wirkung: Kräftigung der seitlichen Rumpfmuskulatur und der Gesäßmuskulatur

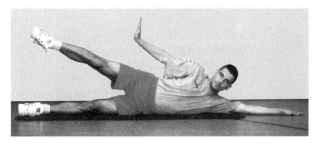

24 Kräftigung der Rumpfmuskulatur

In Seitlage wird der untere Arm in Richtung der Körperlängsachse gestreckt und mit der Handfläche nach unten auf den Boden gelegt. Das Becken ist senkrecht und der freie Arm stabilisiert diese Position vor dem Körper. Die Zehen werden angezogen. Langsam erst das obere, anschließend das untere Bein gestreckt anheben.
Variante: Beide Beine anheben und im Wechsel beugen und strecken (Bild 2).
Achtung: Das Becken darf während der Übung nicht kippen.
Wirkung: Kräftigung der Rumpf- und der Gesäßmuskulatur

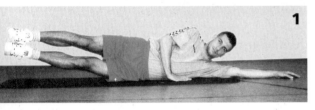

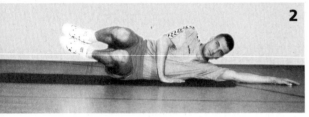

25 Kräftigung der Rumpfmuskulatur

In Seitlage wird der untere Arm in Richtung der Körperlängsachse gestreckt und mit der Handfläche nach unten auf den Boden gelegt. Der obere Arm liegt in Tiefhalte auf dem Körper. Zehen anziehen und langsam das obere, anschließend das untere Bein gestreckt anheben.
Variante: Die gestreckten Beine in der Luft grätschen und schließen (Bild 2).
Achtung: Das Becken sollte senkrecht bleiben und darf nicht kippen. Bei Anzeichen eines Krampfes Übung abbrechen und die Muskulatur dehnen.
Wirkung: Kräftigung der Rumpfmuskulatur und der Abduktoren

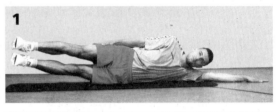

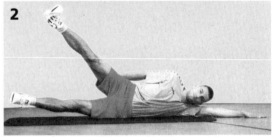

■ **Kräftigung des Bauchbereichs**

1 Kräftigung der Bauchmuskulatur

In Rückenlage werden beide Beine gebeugt und die Fersen drücken gegen den Boden. Die Arme liegen überkreuzt auf der Brust. Den Oberkörper ein wenig anheben und die Lendenwirbelsäule gegen die Unterlage drücken. Aus dieser Position mit dem Oberkörper langsam auf und ab wippen.
Variante: Den Oberkörper seitlich verdrehen (Bild 2).
Wirkung: Kräftigung der geraden und der schrägen Bauchmuskulatur

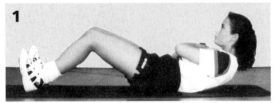
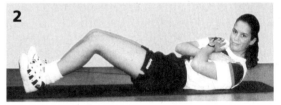

2 Kräftigung der Bauchmuskulatur

In Seitlage die Beine überkreuzen und gestreckt auf den Boden legen. Die gestreckten Arme sind in Tiefhalte neben dem Oberkörper, das Becken ist senkrecht. Die Arme und den Rumpf langsam anheben.
Bemerkung: Oft ist nur eine kleine Aufwärtsbewegung möglich. Die Übung sollte aber trotzdem durchgeführt werden, da diese sehr wirkungsvoll ist.
Wirkung: Kräftigung der seitlichen Rumpfmuskulatur und der schrägen Bauchmuskulatur

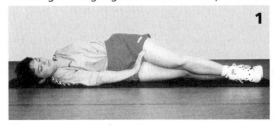
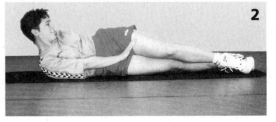

3 Kräftigung der Bauchmuskulatur

In Rückenlage werden beide Beine angestellt, die Hände befinden sich in Nackenhalte. Das linke Bein anheben, so dass Knie- und Hüftgelenk 90° gewinkelt sind. Den rechten Ellenbogen langsam zum linken Knie führen.
Variante für Geübte: Mit einer Hand das andere Handgelenk über dem Kopf ergreifen. Den Rumpf anheben und diesen langsam zum angehobenen Knie nach vorn-oben schieben (Bild 2).
Achtung: Den Kopf bei der Übung nicht einrollen.
Wirkung: Kräftigung der schrägen Bauchmuskulatur

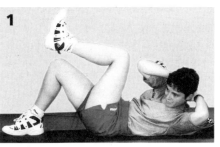
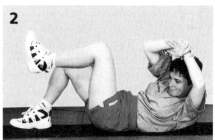

4 Kräftigung der Bauchmuskulatur

In Rückenlage beide Beine in Knie- und Hüftgelenk 90° beugen. Den Oberkörper ein wenig anheben und die Lendenwirbelsäule gegen die Unterlage drücken. Den linken Ellenbogen in Richtung des rechten Knies führen.
Wirkung: Kräftigung der schrägen Bauchmuskulatur

5 Kräftigung der Bauchmuskulatur

In Rückenlage beide Beine in Knie- und Hüftgelenk 90° beugen. Die Hände befinden sich unter der Lendenwirbelsäule. Den Oberkörper ein wenig anheben und die Lendenwirbelsäule aktiv gegen die Handoberflächen drücken. Die Beine langsam strecken, bis sich die Lendenwirbelsäule von den Handoberflächen lösen möchte und wieder anwinkeln.
Wirkung: Kräftigung der schrägen Bauchmuskulatur

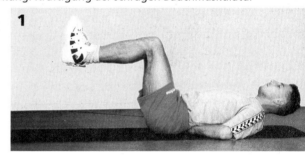
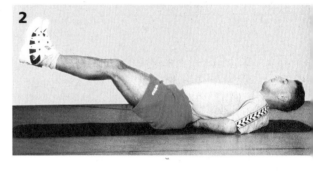

6 Kräftigung der Bauchmuskulatur

In Rückenlage beide Beine in Knie- und Hüftgelenk 90° beugen. Die Unterschenkel drücken überkreuzt gegeneinander. Die Arme sind in Nackenhalte. Den Oberkörper ein wenig anheben und die Lendenwirbelsäule gegen die Unterlage drücken. Aus dieser Position mit dem Oberkörper langsam auf und ab wippen. Zur Kräftigung der schrägen Bauchmuskulatur kann der rechte Ellenbogen langsam in Richtung des linken Knies geführt werden.
Variante: Die gestreckten Arme seitlich nach vorn-oben jeweils rechts und links an den Knien vorbei schieben (Bild 2).
Wirkung: Kräftigung der geraden und der schrägen Bauchmuskulatur

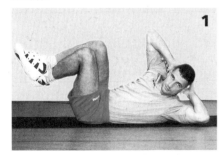
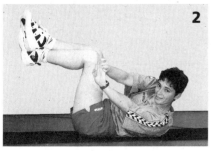

7 Kräftigung der Bauchmuskulatur

In Rückenlage beide Beine in Knie- und Hüftgelenk 90° beugen. Die Unterschenkel drücken überkreuzt gegeneinander. Die Arme liegen überkreuzt vor der Brust. Den Oberkörper ein wenig anheben und die Lendenwirbelsäule gegen die Unterlage drücken. Aus dieser Position mit dem Oberkörper langsam auf und ab wippen.
Variante: Den Rumpf langsam seitlich nach vorn-oben führen (Bild 2).
Bemerkung: Diese Übung ist besonders gut für Anfänger geeignet.
Wirkung: Kräftigung der geraden und der schrägen Bauchmuskulatur

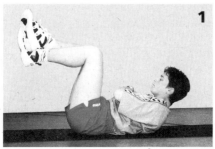
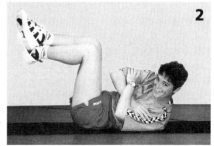

8 *Kräftigung der Bauchmuskulatur*
In Rückenlage werden beide Beine senkrecht nach oben gestreckt. Die gestreckten Arme mit den Handflächen nach oben zeigend und den Oberkörper ein wenig anheben. Die Lendenwirbelsäule gegen die Unterlage drücken. Den Rumpf langsam nach vorn-oben führen.
Variante a: Die Beine werden überkreuzt und die Unterschenkel drücken gegeneinander. Den Rumpf langsam nach vorn-oben führen (Bild 2).
Variante b: Beine in V-Stellung, die gestreckten Arme befinden sich außen neben den Beinen. Den Rumpf zwischen den Beinen langsam nach vorn-oben führen (Bild 3).
Wirkung: Kräftigung der geraden Bauchmuskulatur

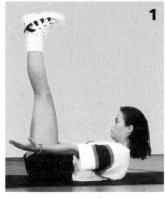
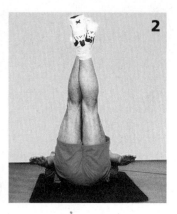
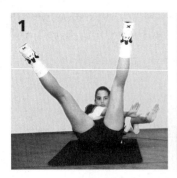

9 *Kräftigung der Bauchmuskulatur*
In Rückenlage beide Beine senkrecht nach oben strecken und diese wieder in V-Stellung öffnen. Den Oberkörper ein wenig anheben und die Lendenwirbelsäule gegen die Unterlage drücken. Beide gestreckten Arme außen neben einem Knie langsam nach vorn-oben schieben.
Variante a: Die Arme links und rechts neben einem Bein nach vorn-oben schieben (Bild 2).
Variante b: Die gestreckten Arme zwischen den Beinen nach vorn-oben schieben (Bild 3).
Wirkung: Kräftigung der schrägen und der geraden Bauchmuskulatur

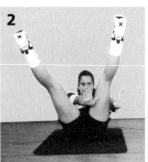
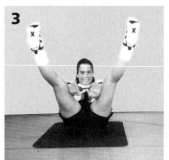

10 *Kräftigung der Bauchmuskulatur*
In Rückenlage beide Beine senkrecht nach oben strecken und die Unterschenkel gegeneinander drücken. Den Oberkörper ein wenig anheben. Die Lendenwirbelsäule gegen die Unterlage drücken. Die gestreckten Arme neben den Knien langsam nach vorn-oben schieben.
Wirkung: Kräftigung der schrägen Bauchmuskulatur

11 *Kräftigung der Bauchmuskulatur*
In Rückenlage beide Beine senkrecht nach oben strecken und die Unterschenkel gegeneinander drücken. Die Hände sind in Nackenhalte. Den Oberkörper ein wenig anheben und die Lendenwirbelsäule gegen die Unterlage drücken. Den rechten Ellenbogen langsam neben das linke Knie führen.
Wirkung: Kräftigung der schrägen Bauchmuskulatur

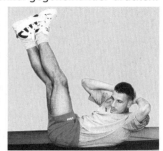

■ *Kräftigung des Hüft- und Gesäßbereichs*

1 *Kräftigung der Gesäßmuskulatur*
Aus der Bankstellung ein Bein in Verlängerung des Rückens strecken und das Bein im Kniegelenk 90° nach oben beugen. Die Zehen des oberen Beines anziehen. Die Bauchmuskulatur in Grundspannung bringen und das Bein langsam auf und ab bewegen.
Die Arm- und Rumpfmuskulatur wird einbezogen, wenn dieselbe Übung mit gebeugten Armen durchgeführt wird (Bild 2).
Achtung: Das Becken darf während der Übung nicht kippen.
Wirkung: Kräftigung der Gesäßmuskulatur und der Rückenmuskulatur

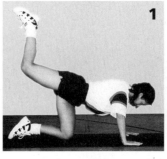
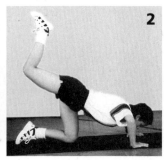

2 Kräftigung der Gesäßmuskulatur

In der Bauchlage wird die Stirn auf die Unterarme gelegt. Die Beine sind 90° im Kniegelenk nach oben gebeugt. Die überkreuzten Unterschenkel gegeneinander drücken. Den Bauch einziehen und die Knie langsam anheben.
Wirkung: Kräftigung der Gesäßmuskulatur und der Rückenmuskulatur

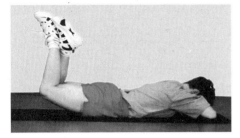

3 Kräftigung der Gesäßmuskulatur

In Rückenlage die Beine anstellen und Gesäß- und Bauchmuskeln in Grundspannung bringen. Die Arme liegen in Tiefhalte auf dem Boden und stabilisieren die Bewegung. Das Becken anheben, bis Oberschenkel, Becken und Oberkörper eine Linie bilden. Ein Bein senkrecht in die Höhe strecken. Dieses Bein langsam nur 3–5 Zentimeter nach oben schieben, kurz die Anspannung halten und das Becken wieder 3–5 Zentimeter absenken.
Achtung: Beim Anheben des Beines darf das Becken nicht seitlich kippen. Die Übung darf nicht schwungvoll ausgeführt werden. Bei Anzeichen eines Krampfes in der Oberschenkelrückseite soll die Übung sofort abgebrochen werden. Es ist empfehlenswert, nach dieser Übung die Oberschenkelrückseite zu lockern und zu dehnen.
Bemerkung: Das Bein muss nicht vollkommen gestreckt sein. Da viele eine verkürzte Oberschenkelrückseite besitzen, würden diese Teilnehmer die Übung sonst nicht schaffen. Bei diesem Kind kann die seitlich gekippte Fußstellung des angestellten Beines korrigiert werden: »Setze den ganzen Fuß auf den Boden auf.«
Wirkung: Ganzkörperstabilisation, Kräftigung der Gesäßmuskulatur und der Oberschenkelrückseite

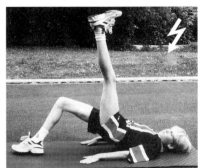

4 Kräftigung der Gesäßmuskulatur

In Rückenlage, die Arme befinden sich in Seitlage, wird ein Bein angestellt und das andere auf den Oberschenkel gelegt. Den Bauch einziehen und das Becken anheben, so dass Oberkörper, Becken und Oberschenkel eine Linie bilden.
Achtung: Das Becken darf während der Übung nicht kippen (Bild 2).
Wirkung: Kräftigung der Gesäßmuskulatur und der Rückenmuskulatur

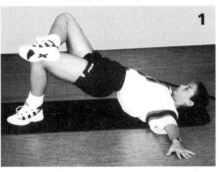 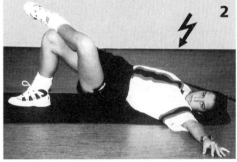

5 Kräftigung der Gesäßmuskulatur

In der Seitlage das untere Bein 90° im Hüft- und Kniegelenk beugen. Der untere Arm stützt in Schulterhöhe den Oberkörper ab, indem der Unterarm 90° nach vorn gebeugt wird. Der obere Arm liegt in Tiefhalte seitlich auf dem Rumpf. Die Zehen des oberen Beines anziehen und das gestreckte Bein langsam auf und ab bewegen.
Achtung: Das Becken darf während der Übung nicht kippen.
Wirkung: Kräftigung der Gesäßmuskulatur, der Abduktoren und der Adduktoren

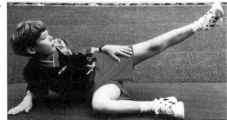

6 Kräftigung der Gesäßmuskulatur

In der Seitlage das untere Bein 90° im Hüft- und Kniegelenk beugen. Der untere Arm stützt in Schulterhöhe den Oberkörper ab, indem der Unterarm 90° nach vorn gebeugt wird. Der andere Arm stabilisiert diese Position hinter dem Körper. Die Zehen des oberen Beines anziehen und das Bein, nachdem es 90° im Hüftgelenk nach vorn gebeugt wurde, strecken und langsam auf und ab bewegen.
Achtung: Das Becken darf während der Übung nicht kippen.
Wirkung: Kräftigung der Gesäßmuskulatur, der Abduktoren und der Adduktoren

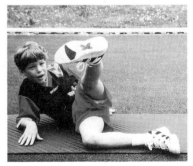

7 Kräftigung der Gesäßmuskulatur

In der Seitlage liegt der untere Arm auf Schulterhöhe 90° nach vorn gebeugt. Der obere Arm sichert vor dem Körper. Die Beckenachse ist senkrecht. Das Becken anheben, bis Oberkörper, Becken und Oberschenkel eine Linie bilden. Das obere gestreckte Bein anheben und langsam 90° nach vorn und wieder zurück bewegen.
Achtung: Das Becken darf während der Belastung nicht seitlich kippen.
Wirkung: Ganzkörperstabilisation und Kräftigung der Gesäßmuskulatur

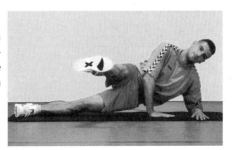

4.5 Regeneration und Entspannung

Der Wechsel von Anspannung und Entspannung, von Aktivität und Regeneration begleitet uns das gesamte Leben. Jede Schulstunde, jede Aktivität verbraucht Energie. Entspannende Pausen können den aufgebrauchten Akku wieder aufladen.

Wie viel Belastung oder Aktivität eine Person verträgt, ohne krank zu werden, wie lange die Pausen für die Regeneration andauern müssen, damit der Organismus sich vollkommen erholen kann, ist abhängig von einer ganzen Reihe innerer (endogener) und äußerer (exogener) Faktoren (vgl. Seite 47 ff.). Je nach Gefühlslage, Charakter und Lebenssituation haben wir mehr oder weniger Energie, um mit den anfallenden Aufgaben zurecht zu kommen. Die Menschen reagieren auf die gleiche objektive Belastung unterschiedlich, weil sie subjektiv ganz gegensätzlich beurteilt und erlebt wird. Bei einer komplexen Aufgabenstellung resigniert ängstlich der eine, während ein anderer die Herausforderung annimmt.

In der Klasse benötigen Schüler wie Lehrer täglich Regenerationspausen. Sie sind ein wesentlicher Bestandteil, angehäufte »Stressberge« abzubauen. Geeignete Gegenmaßnahmen sollten in Krisenzuständen unverzüglich eingeleitet werden.

Psychische Spannungszustände äußern sich häufig in körperlichen Verspannungen. Deswegen dürfen regenerative Methoden nicht isoliert nur die Muskeln oder nur den kognitiven Bereich betreffen. Regenerationsübungen wollen immer ganzheitlich auf Geist, Seele und Körper wirken.

Verschiedene regenerierende Möglichkeiten werden in diesem Kapitel vorgestellt, die folgende Absichten anstreben:

Regenerationsmaßnahmen:	Erwünschte Wirkung:
1. Dehn- und Lockerungsübungen (Schwerpunkt der Rückenschule)	• Lösen von muskulären Verspannungen • Aktivierung von Stoffwechselprozessen, durch Förderung der Durchblutung
2. Bewegungspausen	• Wiederherstellen der Leistungsfähigkeit • Stressabbau
3. Entspannungstechniken	• Entspannung für Körper, Geist und Seele • Konzentrationsleistung wieder herstellen oder verbessern

Alle Regenerations- und Entspannungsmaßnahmen haben gemeinsame Ziele, sie sollen:

- das Spannungsniveau des Organismus herabsetzen,
- den Muskeltonus reduzieren.

■ Regenerationsübungen und Cool-down

Viele Übungen, die bei der Mobilisation und Dehnung vorgestellt wurden, können auch in der »Cool-down-Phase« eingesetzt werden. Es ist aber zu beachten, dass die Muskulatur am besten gedehnt werden kann, wenn diese entspannt ist. Erfolgen die Dehnübungen in einer Körperposition, bei der sich die Muskeln kontrahieren müssen, z. B. weil sie das eigene Körpergewicht tragen müssen, lassen sich die betreffenden Muskeln nicht richtig dehnen.

Ziele der Regenerationsübungen (Cool-down):

- Unterstützung regenerierender Stoffwechselprozesse
- Aktive Entmüdung der Muskulatur
- Ein effektives Nachtraining ist die notwendige Vorbereitung für die nächste Belastungsanforderung (Wettkampf). »Nach dem Spiel ist vor dem Spiel.«
- Lösen bestehender Muskelverspannungen
- Lockerung und Dehnung der Muskulatur

Eine Überforderung, indem jedesmal alle Muskeln gedehnt werden, ist zu vermeiden. Je nach Dringlichkeit und individuellen Schwachstellen sind die Übungen auszuwählen:

- Die Muskeln lockern, die besonders beansprucht wurden.
- Vorwiegend die Muskeln dehnen, die zum Verkürzen neigen.
- Regenerationsmaßnahmen besonders bei den Muskeln durchführen, die bald wieder aktiviert werden.

Die Regeneration wird auch durch passive Maßnahmen vorangetrieben. Insbesondere im Hochleistungssport, wenn 8–12 Trainingseinheiten in der Woche stattfinden, sind weitere Erholungshilfen sinnvoll. Aber auch nach einer intensiven Rückenschule genießen die Teilnehmer anschließende Entspannungsmethoden, die zusätzlich angeboten werden.

Folgende Maßnahmen unterstützen Stoffwechsel- und Entschlackungsprozesse:

- Wechselduschen (warm – kalt),
- Massagen, um die Muskulatur zu lockern und Muskelverspannungen zu lösen.

1 Cool-down

Im Schneidersitz den Oberkörper »fallen« lassen und noch vorhandene Muskelanspannungen bewusst lösen, dabei ruhig weiteratmen.
Wirkung: Dehnung der Rückenmuskulatur und Entspannung

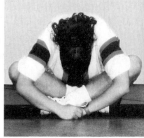

2 Cool-down
In Seitlage Ober- und Unterschenkel ganz zum Oberkörper heranziehen und den Kopf nahe an die Knie führen.
Wirkung: Dehnung der Rückenmuskulatur und Entspannung

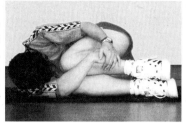

3 Cool-down
Aus der Seitgrätschstellung die Beine beugen. Die Arme baumeln und den Oberkörper entspannt »fallen« lassen. Langsam aufrichten und die Arme in die Höhe strecken.
Wirkung: Dehnung der Rückenmuskulatur und Entspannung

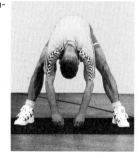

4 Cool-down
Aus dem Kniestand (Knie sind schulterbreit geöffnet) auf die Unterschenkel setzen und den Oberkörper auf den Boden legen. Die Hände liegen entspannt in Tiefhalte, die Handflächen zeigen nach oben. Die Stirn liegt auf der Unterlage. Jede noch vorhandene Muskelanspannung bewusst lösen.
Variante: Der Kopf wird sanft zur Seite gedreht (Bild 2).
Wirkung: Dehnung der Rückenmuskulatur und Entspannung

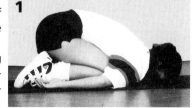 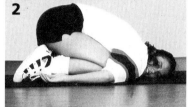

■ Entspannungsübungen

In den Industrieländern tritt in enger Verbindung mit den Arbeitsbedingungen der Stress auf. Durch den schnellen Wandel technologischer Systeme steigen die Qualifikationsanforderungen. Die verfügbare Zeit muss deswegen intensiv genutzt werden.

Stressfördernde und -belastende Situationen sind u. a. Über- und Unterforderungen, Überwachungstätigkeiten, Zeitdruck, monotone Unterrichtsmethoden, Reizüberflutungen und soziale Konflikte. Ausgleichende sportliche Aktivitäten sowie die vielfältigen Maßnahmen zur Stressreduzierung nehmen nach Aussagen von betrieblichen Meinungsträgern an Bedeutung zu.

Die Einflussfaktoren für Stress und Lösungswege sind schwer klar zu definieren. Es kann nicht immer analysiert werden, wann eine Stresseinwirkung als schädlich zu betrachten ist. Zugleich werden die gestellten Anforderungen individuell verschieden als stressauslösend wahrgenommen.

Kommen Personen in Stress, bewältigen sie die gestellten Anforderungen mit den zur Verfügung stehenden Ressourcen nicht mehr ausreichend. Negativer Stress führt langfristig zu so genannten Adaptionskrankheiten, z.B. zu Verspannungen durch einen veränderten Muskeltonus. Hält der Stress länger an, können körperliche Manifestationen, wie z.B. chronische Verspannungen im Hals-Schulter-Bereich, häufig verbunden mit Kopfschmerzen, auftreten.

Zwei Maßnahmen sind zur Bewältigung des Stressproblems möglich:

1. Die Arbeitsbedingungen werden verbessert.
2. Eine subjektive Stressbewältigungsstrategie wird erlernt.

Verschiedene Meditations-, Entspannungstechniken und andere Methoden zur Stressbewältigung wollen die subjektive Stressresistenz verbessern. Ziele der Entspannungstechniken:

- Die eigene Körperwahrnehmung soll verbessert werden.
- Psychische Hygiene, um z.B. Stress abzubauen.
- Entspannungstechniken und Erholungsphasen sollen eingeübt werden.

1. Die progressive Muskelentspannung
Die Methode der progressiven Muskelentspannung wurde von JACOBSON 1934 entwickelt, um gezielt und bewusst die Muskulatur zu entspannen. Ein großer Vorteil dieser Methode ist, dass sie schnell erlernt und angewendet werden kann.

Die Muskeln werden, beginnend bei den Händen und Unterarmen bis zu den Füßen und Zehen, systematisch und fortschreitend angespannt. Diese Anspannung wird kurz, ca. 6 Sekunden, gehalten. Danach soll der Zustand der Entspannung wahrgenommen werden und den ganzen Organismus erreichen.

Teilnehmer sensibilisieren sich mit dieser Methode für Spannungs- und Entspannungszustände der Muskulatur. Die progressive Muskelentspannung hat sich bewährt, um Stresssituationen besser bewältigen zu können.

Beispiel:
Wir sitzen oder liegen bequem und vollkommen entspannt. Wer mag, darf die Augen schließen. Wir atmen über Nase und Mund ruhig und tief bis in den Bauchraum. Wir konzentrieren uns auf die rechte Hand – und ballen die Finger zur Faust. Wir spannen die gesamte Muskulatur des rechten Unterarmes an – verstärken und registrieren diese Spannung. – Wir lösen die Muskelspannung auf und nehmen die entspannte Hand und den entspannten Unterarm wahr. – ...

Geübte können mit dieser Methode sich innerhalb kürzester Zeit entspannen und sich ein paar Sekunden später im entspannten Zustand voll konzentrieren. Sie kombinieren in der Einübungszeit Anspannungs- und Entspannungszustände mit Codewörtern wie »felsenfest« oder »relax«.

In der Stresssituation versetzen sie sich mit Hilfe der Codewörter in den wachen Entspannungszustand. Danach konzentrieren sie sich sofort wieder auf die entscheidende Aufgabe, z.B. die bevorstehenden Prüfungen oder den entscheidenden Elfmeter.

2. Autogenes Training

Das 1920 von dem Berliner Nervenarzt Johannes Heinrich Schulz entwickelte »Autogene Training« eignet sich, den Schülern eine Methode zu vermitteln, sich zu entspannen und innere Ruhe zu gewinnen. Beim »Autogenen Training« handelt es sich um eine Form der Autosuggestion.

Die Übung ist am besten im Liegen durchzuführen. In Fällen, in denen die Liegehaltung ausgeschlossen ist, bietet sich der so genannte Droschkenkutschersitz an. Völlig locker und entspannt sollten sich die Schüler zu Beginn der Übung nur auf eine gleichmäßige und gelöste Zwerchfellatmung konzentrieren. Durch die autosuggestive Kraft des an sich selbst gerichteten Befehls lassen sich auch ein ruhiger Herzschlag und eine entspannte Atmung anweisen.

In regelmäßigen Abständen (zu Beginn etwa alle 30 Sekunden, bei geübten Schülern in Abständen von 1–2 Minuten) erfolgt, entweder durch die Lehrkraft oder durch den Übenden selbst, der gewünschte Befehl, dessen suggestive Kraft durch eine entsprechende Betonung gefördert werden kann. Autogenes Training sollte über einen Zeitraum von etwa 15–20 Minuten durchgeführt werden. (Vgl. »Sportiv – Thema, Selbstbehauptung und Selbstverteidigung«; dort wird dieses Thema noch etwas ausführlicher dargestellt.)

Beispiel:
1. Entspannungsübung: »Ich bin völlig ruhig und entspannt.«

2. Schwereübung: »Mein rechtes (linkes) Bein wird ganz schwer.«

3. Wärmeübung: »Mein rechter (linker) Arm wird ganz warm.«

Am Endes des Autogenen Trainings ist das »Zurücknehmen« und »Zurückkommen« wichtig. Wie nach einem langen Schlaf sollen die Übenden, um den Kreislauf in Schwung zu bringen, sich erst einmal recken und strecken, die Hände wiederholt zu Fäusten ballen, dann die Augen öffnen und sich schließlich langsam aufsetzen, bevor sie endgültig aufstehen.

3. Phantasiereise

Um Stress abzubauen, erweist sich die Phantasiereise in den letzten Jahren als Bereicherung. Bei ihr werden die Teilnehmer mental in eine ganz andere Umgebung geführt. Dabei transferiert ein Tonträger oder ein Sprecher mit ruhiger Stimme die Beteiligten in eine schöne Landschaft, eine blühende Jahreszeit oder an einen anderen romantischen Urlaubsort.

Auf dieser Reise sollen die Sinne vielfältig aktiviert werden, ohne dass alle den gleichen Weg mitgehen müssen. Die Teilnehmer haben das Recht in die Phantasiereise ein- und auszusteigen wo auch immer und wie sie wollen. Genauso ist es erlaubt, eine begonnene Reise in der eigenen Phantasie weiterzuentwickeln.

Ein Leiter sollte die Gruppe in einem ruhigen Raum bequem hinsetzen oder hinlegen lassen, bevor er mit der Reise beginnt. Geben Sie den Hinweis, dass während der Entspannung natürlich und ruhig weitergeatmet werden sollte. Je nach Vorerfahrung sind solche Phantasiereisen kürzer (bei erstmaligem Versuch) oder ausführlicher. Am Ende der Phantasiereise sollten die Teilnehmer wieder in den reellen Raum, zum Beispiel Klassenzimmer, zurückkehren.

Es ist durchaus möglich, die Phantasiereise mit Elementen der progressiven Muskelentspannung zu kombinieren. Beispiel:

> Wir liegen auf dem Boden und strecken uns –
> wir genießen die Stille und achten auf das
> Rauschen der Blätter im Wind –
> wir stellen uns vor, wir liegen am Strand
> am Mittelmeer –
> die Sonne wärmt unsere Haut –
> wir spüren, wie die Beine wärmer werden –
> wir hören das plätschern der Wellen –
> im Hintergrund spielen Kinder vergnügt
> am Strand –
> wir entdecken einen schönen Stein
> und greifen ihn –
> diesen glitzernden Stein
> betrachten wir von allen Seiten –
> bevor wir ihn mit der Faust
> zerdrücken wollen –
> wir lassen den Stein fallen
> und entspannen die Arme –
> die Füße spielen mit dem Sand –
> wir erkennen verschiedene Farbtöne im Sand,
> große und kleine Sandkörner –
> die Fußsohlen und Zehen
> krallen sich in den Sand –
> die Zehen entspannen sich
> und der Sand rieselt zu Boden –
> weit entfernt tuckert ein Fischerboot –
> wir riechen den Duft von frischem Fisch –
> ein roter Schmetterling
> flattert über unserem Kopf –
> wir strecken uns nach dem Schmetterling –
> doch dieser fliegt unbekümmert weiter –
> wir kehren zurück in unser Zimmer –
> öffnen die Augen –
> wir dehnen uns
> und setzen uns auf die Plätze.

4.6 Schülergerechte Rückenschule mit Ball

Funktionsgymnastische Übungen motivieren viele Kinder nicht. Wenn ein Ball einbezogen wird, liegt die Akzeptanz solcher Übungen bei den Schüler deutlich höher. Obendrein kann mancher organisatorische Umbau, in welchem ein Ball geholt und wieder bei Seite gelegt werden muss, weggelassen werden, wenn der Ball im Gymnastikprogramm einbezogen wird.

Auch bei erwachsenen Personen und Vereinssportlern werden Übungen mit dem Ball gerne angenommen. Fußballer mobilisieren, dehnen und kräftigen lieber mit als ohne Ball. Deswegen ergänzen Aufgabenstellungen mit älteren Schülern und Erwachsenen diese Übungszusammenstellung.

■ *Mobilisations- und Dehnungsübungen mit Ball*

1 Mobilisation des Rumpfes

Im Stand den Ball zwischen den Unterschenkeln einklemmen, die Hände sind in Nackenhalte. Ein Ellenbogen führt den Rumpf langsam nach hinten. Die Hüfte soll möglichst wenig mitdrehen.
Wirkung: Mobilisation des Rumpfes und der Rückenmuskulatur

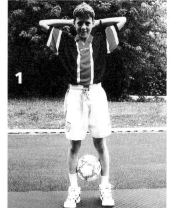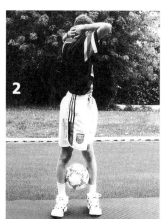

2 Mobilisation des Rumpfes

In Seitgrätschstellung den Ball um die Hüfte kreisen. Das Becken kreist dabei mit.
Wirkung: Mobilisation des Rumpfes und Schulung der Geschicklichkeit

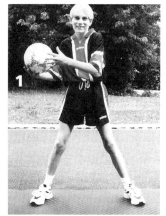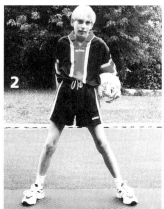

3 Mobilisation des Rumpfes

In Seitgrätschstellung die Beine etwas beugen. Den Ball in Form einer Acht um und durch die Beine rollen.
Wirkung: Mobilisation des Rumpfes und Schulung der Geschicklichkeit

4 Dehnung der Rumpfmuskulatur

In der Bankstellung rücklings wird der obere Rumpfbereich langsam über den Ball gerollt. Der Ball befindet sich dabei zwischen den Schulterblättern.
Achtung: Die Übung sollte nicht bis in die Lendenwirbelsäulenregion weitergeführt werden, da sonst eine Hyperlordose hervorgerufen wird.
Wirkung: Mobilisation der Wirbelsäule und Dehnung der Rumpfmuskulatur

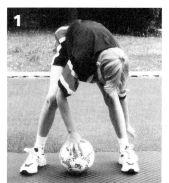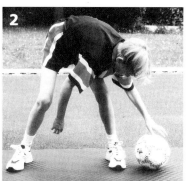

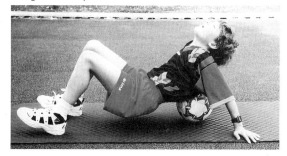

5 Dehnung der Rückenmuskulatur

Im Schneidersitz den Ball in die Hände nehmen und die Arme maximal über dem Kopf strecken. Der Rücken ist dabei aufrecht. Den Ball neben dem Körper auf den Boden legen und die Stirn langsam auf den Ball führen. Die Hüfte bleibt möglichst fixiert.
Wirkung: Dehnung der Rückenmuskulatur und Mobilisation der Wirbelsäule

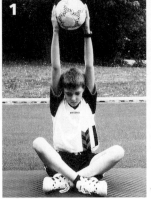
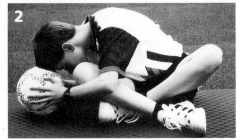

6 Dehnung der Rückenmuskulatur

In der Rückenlage die Beine anstellen und den Ball zwischen den Füßen fixieren. Die Arme liegen gebeugt neben dem Kopf. Beide Beine zur Seite drehen, ohne dass sich die Schultern vom Boden lösen.
Wirkung: Dehnung der Rückenmuskulatur, Mobilisation der Wirbelsäule und Schulung der Geschicklichkeit

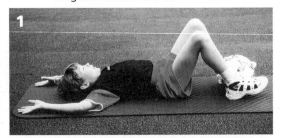
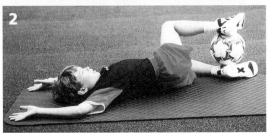

7 Dehnung der Rückenmuskulatur

In der Rückenlage die Beine anstellen. Den Ball zwischen den Füßen einklemmen. Die Arme liegen in Tiefhalte auf dem Boden und stabilisieren die Position. Die gebeugten Beine über den Kopf nach hinten führen. Die Füße sollten nicht den Boden berühren.
Achtung: Die Füße nicht bis zum Boden führen, da sonst das Körpergewicht auf die Halswirbelsäule drückt (Bild 3).
Wirkung: Dehnung der Rückenmuskulatur, Mobilisation der Wirbelsäule und Schulung der Geschicklichkeit

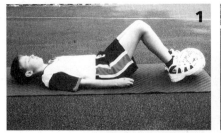
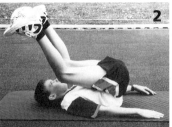
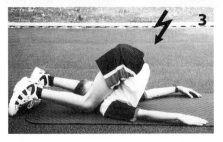

8 Dehnung der Rückenmuskulatur

In der Seitgrätschstellung die Beine beugen. Den Ball über dem Kopf halten. Den Rumpf »fallen« lassen und den Ball zum Boden führen. Danach den Ball langsam zwischen die Beine so weit wie möglich nach hinten durchrollen, der Rücken darf sich dabei runden.
Wirkung: Dehnung der Rückenmuskulatur

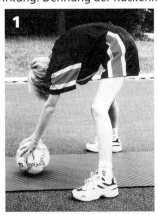
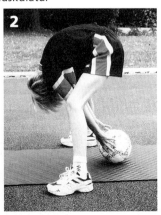

9 Dehnung der Rumpfmuskulatur

Im aufrechten Stand die Beine überkreuzen und die Unterschenkel gegeneinander drücken. Mit dem Ball in den Händen die Arme über dem Kopf strecken. Die Arme zusammen mit dem Oberkörper zur Seite neigen.
Achtung: Das Becken darf nicht nach vorn oder hinten ausweichen und bleibt während der Rumpfbeuge möglichst aufrecht fixiert.
Wirkung: Dehnung der seitlichen Rumpfmuskulatur und Mobilisation der Lendenwirbelsäule

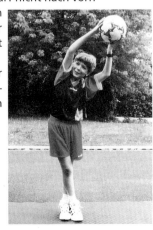

10 Dehnung der Schulter-Arm-Region

Aus dem gut geöffneten Kniestand den Oberkörper nach vorn beugen. Der Ball liegt vor dem Körper. Einen Arm gestreckt auf den Ball legen. Der andere Arm stützt den Oberkörper und stabilisiert diese Position. Die Schulter des ausgestreckten Arms sanft nach hinten-unten drücken.
Bemerkung: Zur Schonung der Knie ist eine weiche Unterlage empfehlenswert.
Wirkung: Dehnung der Schulter-Arm-Region und der Brustmuskulatur

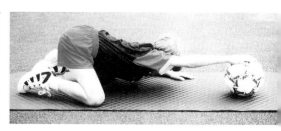

11 Dehnung der Schulter-Arm-Region

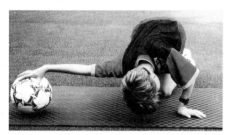

Aus dem gut geöffneten Kniestand den Oberkörper nach vorn beugen. Der Ball liegt seitlich neben dem Körper. Einen Arm gestreckt auf den Ball legen. Der andere Arm stützt den Oberkörper und stabilisiert diese Position. Die Schulter vom ausgestreckten Arm sanft zur stützenden Hand drücken. Die Gegenschulter darf dabei angehoben werden.
Bemerkung: Zur Schonung der Knie ist eine weiche Unterlage empfehlenswert.
Wirkung: Dehnung der Schulter-Arm-Region und der Brustmuskulatur

12 Dehnung der Oberschenkelrückseite

Aus dem Kniestand ein Bein nach vorn aufstellen. Der Ball wird neben dieses Bein gelegt und langsam mit beiden Händen nach vorn gerollt. Das vorgestellte Bein wird dabei immer mehr gestreckt, bis das Knie vollkommen durchgedrückt ist.
Achtung: Der Rücken sollte möglichst gerade gehalten werden. Dieser Schüler könnte deswegen korrigiert werden.
Wirkung: Dehnung der Oberschenkelrückseite

13 Dehnung der Oberschenkelvorderseite

In weiter Schrittstellung mit dem Ball in den Händen die Arme nach vorn-oben strecken. Anschließend auch die Hüfte nach vorn-oben schieben.
Wirkung: Dehnung der Oberschenkelvorderseite und der Lenden-Darmbeinmuskulatur

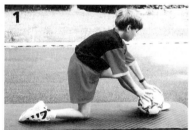 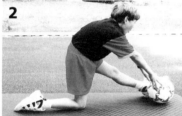

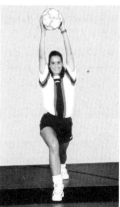

 ■ **Kräftigungsübungen mit Ball**

1 Kräftigung der Rückenmuskulatur

In gut geöffneter Seitgrätschstellung die Beine beugen. Den Bauch einziehen und die Schulterblätter sanft gegeneinander drücken. Die Arme mit dem Ball in den Händen in Verlängerung des Rückens beugen und strecken.
Wirkung: Kräftigung der Rückenmuskulatur und der Oberschenkelvorderseite

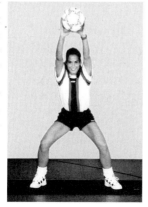

2 Kräftigung der Rückenmuskulatur

Im gut geöffneten Kniestand den geraden Oberkörper nach vorn beugen und die Arme strecken. Der Ball liegt vor dem Körper. Während der eine Arm den Ball fixiert, wird der andere Arm in Verlängerung des Rückens angehoben.
Bemerkung: Bei Knieproblemen weiche Unterlage wählen.
Achtung: Den Kopf nicht einrollen.
Wirkung: Kräftigung der Rückenmuskulatur

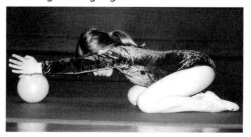

3 Kräftigung der Rückenmuskulatur

Im gut geöffneten Kniestand den geraden Oberkörper nach vorn beugen und die Arme strecken. Der Ball liegt vor dem Körper. Beide Hände umgreifen den Ball und die Schulterblätter werden sanft gegeneinander gedrückt. Die etwas gebeugten Arme bis in die Verlängerung des Rückens anheben. Geübte können die Arme ganz durchstrecken.
Bemerkung: Den Kopf nicht nach unten neigen.
Wirkung: Intensive Kräftigung der Rückenmuskulatur

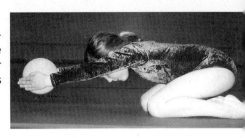

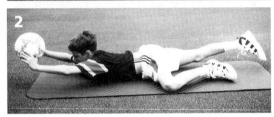

4 Kräftigung der Rückenmuskulatur

In der Bauchlage wird ein Bein 90° angewinkelt. Der Ball wird mit beiden Händen vor der Stirn gehalten, der Blick ist zum Boden gerichtet. Den Bauch einziehen.
Die Arme strecken und den Rumpf langsam ein wenig anheben. Geübte können dazu auch das gestreckte Bein etwas anheben.
Achtung: Nicht schwungvoll üben und eine Hohlkreuzbildung vermeiden. Die Augen sollten immer zum Boden schauen. Bei weiterem Aufrichten des Kopfes müsste korrigiert werden.
Wirkung: Intensive Kräftigung der Rückenmuskulatur

5 Kräftigung der Rückenmuskulatur

In der Bauchlage den Ball zwischen den Füßen der gestreckten Beine einklemmen. Die Stirn ruht auf den Unterarmen, so dass Nase und Mund frei atmen können. Den Bauch einziehen und die Gesäßmuskulatur fest anspannen. Die Beine ein paar Zentimeter anheben.

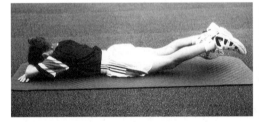

Achtung: Nicht für Anfänger geeignet. Beim Anheben der Beine darf kein Hohlkreuz entstehen. Die Hüfte bleibt am Boden.
Wirkung: Kräftigung der Gesäß- und der Rückenmuskulatur

6 Kräftigung der Rückenmuskulatur

In der Bauchlage den Ball zwischen den Füßen einklemmen und die Beine im Kniegelenk 90° nach oben beugen. Die Stirn ruht auf den Unterarmen, so dass Nase und Mund frei atmen können. Den Bauch einziehen und die Gesäßmuskulatur fest anspannen. In dieser Grundspannung die Knie 3–5 Zentimeter anheben.
Wirkung: Kräftigung der Gesäß- und der Rückenmuskulatur

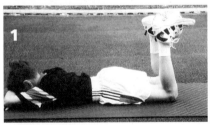

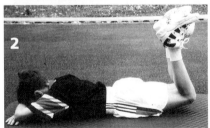

7 Ganzkörperstabilisation

In der Rückenlage die Beine anstellen. Die Hüfte anheben, so dass Oberschenkel, Becken und Oberkörper eine Linie bilden. Der Ball umkreist das Becken (»Planetenumlaufbahn«).
Wirkung: Ganzkörperstabilisation

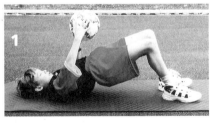

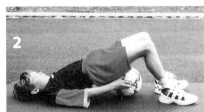

8 Ganzkörperstabilisation

In der Rückenlage die Beine anstellen und den Bauch einziehen. Den Ball zwischen die Knie klemmen. Die Hüfte anheben, so dass Oberschenkel, Becken und Oberkörper eine Linie bilden. Der Ball soll den ganzen Körper entlang rollen und unterhalb des Kinnes »eingelocht« (aufgehalten) werden (»Fußballgolf«).
Bemerkung: Die Übung kann nur gelingen, wenn der Rumpf richtig stabilisiert wird.
Wirkung: Ganzkörperstabilisation

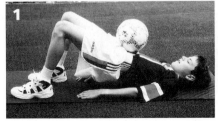

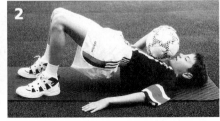

9 *Ganzkörperstabilisation*

Aus der Rückenlage den Unterarmliegestütz rücklings einnehmen. Der Körper soll gerade wie ein Brett gehalten werden. Mit einer Hand den Ball vor das Kinn legen. Der Ball soll nun vom Kinn zu den Füßen den ganzen Körper entlang rollen und vor den Füßen »eingelocht« (aufgehalten) werden (»Fußballgolf«).
Achtung: Die Übung kann nur gelingen, wenn der Rumpf richtig stabilisiert wird.
Wirkung: Ganzkörperstabilisation

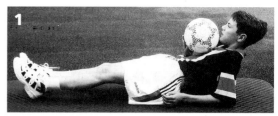
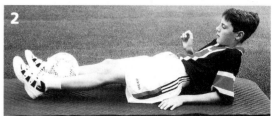

10 *Ganzkörperstabilisation*

Im Liegestütz rücklings soll der Körper gerade wie ein Brett gehalten werden. Mit einer Hand den Ball vor das Kinn legen. Der Ball soll vom Kinn zu den Füßen den ganzen Körper entlang rollen und vor den Füßen »eingelocht« (aufgehalten) werden (»Fußballgolf«).
Bemerkung: Die Übung war bei diesem Schüler noch eine Überforderung, weil die Rumpf- und Armkraft noch nicht ausreichten. Geübte oder erwachsene Sportler schaffen diese Übung im fortgeschrittenen Stadium.
Wirkung: Ganzkörperstabilisation

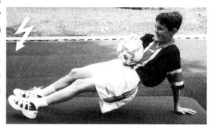

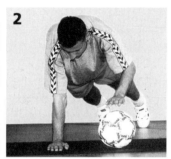

11 *Ganzkörperstabilisation*

Die Liegestützposition einnehmen und den Körper gerade wie ein Brett halten. Der Ball liegt neben einer Hand. Mit den Armen wird der Ball überstiegen. Jeweils am Umkehrpunkt können ein oder mehrere Liegestütze erfolgen.
Bemerkung: Der Rücken wird zusätzlich stabilisiert, wenn vor der Bewegung die Schulterblätter sanft gegeneinander gezogen werden. Gelenkschonender ist die Übung, wenn das Ellenbogengelenk nicht ganz durchgedrückt wird.
Wirkung: Ganzkörperstabilisation und Kräftigung der Schulter-Arm-Region

12 *Ganzkörperstabilisation*

Die Hände befinden sich auf dem Ball, der Körper in Liegestützposition. Die Beine wandern nun auf einer Kreisbahn um den Ball herum. Der Hüftwinkel bleibt dabei unverändert.
Bemerkung: Der Rücken wird zusätzlich stabilisiert, wenn vor den Liegestützen die Schulterblätter sanft gegeneinander gezogen werden. Gelenkschonender ist die Übung, wenn das Ellenbogengelenk nicht ganz durchgedrückt wird.
Wirkung: Ganzkörperstabilisation und Kräftigung der Schulter-Arm-Region

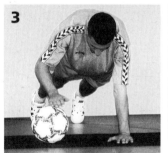

13 *Ganzkörperstabilisation*

Im Deltaliegestütz den Ball zwischen die Beine klemmen. Die Hände wandern nun auf einer Kreisbahn um den Ball herum. Der Hüftwinkel bleibt dabei unverändert.
Bemerkung: Gelenkschonender ist die Übung, wenn das Ellenbogengelenk nicht ganz durchgedrückt wird.
Wirkung: Ganzkörperstabilisation und Kräftigung der Schulter-Arm-Region

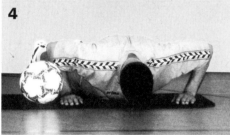

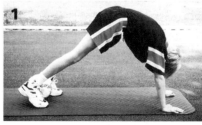
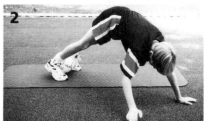

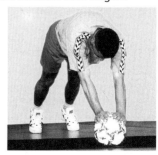

14 *Kräftigung der Bauchmuskulatur*
Aus der Rückenlage werden die Beine angehoben und im Hüft- und Kniegelenk 90°–120° gewinkelt. Der Ball ist zwischen den Füßen fixiert. Den Oberkörper anheben und beide Arme langsam an den Knien vorbei nach vorn-oben schieben.
Wirkung: Kräftigung der schrägen Bauchmuskulatur

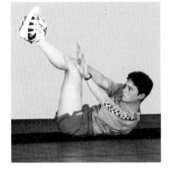

15 *Kräftigung der Bauchmuskulatur*
Aus der Rückenlage die Beine anheben und im Hüft- und Kniegelenk 90° anwinkeln. Der Ball ist zwischen den Füßen fixiert. Die Hände befinden sich in Nackenhalte. Den Oberkörper anheben und die Stirn langsam in Richtung Knie schieben.
Variante: Den Rumpf langsam seitlich nach vorn-oben schieben (Bild 2).
Wirkung: Kräftigung der geraden und der schrägen Bauchmuskulatur

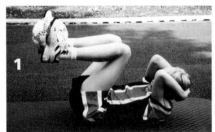 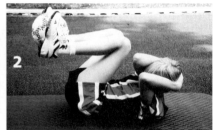

16 *Kräftigung der Bauchmuskulatur*
Aus der Rückenlage die Beine anheben und im Hüft- und Kniegelenk 90° anwinkeln. Die Hände liegen unterhalb der Lendenwirbelsäule. Die Lendenwirbelsäule drückt gegen die Handoberflächen. Den Ball zwischen den Unterschenkeln einklemmen. Die Beine langsam strecken, bis sich die Lendenwirbelsäule von den Handflächen lösen möchte.
Wirkung: Kräftigung der geraden Bauchmuskulatur

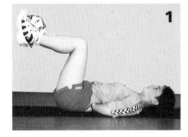 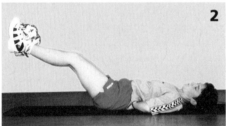

17 *Kräftigung der Bauchmuskulatur*
Aus der Rückenlage die Beine anheben und senkrecht nach oben strecken. Der Ball wird mit beiden Händen gehalten. Den Oberkörper etwas anheben und die Arme langsam seitlich nach vorn-oben schieben. Den Kopf dabei nicht bewusst zur Brust neigen.
Variante: Die Beine sind in V-Stellung. Den Ball langsam zwischen den Beinen geradlinig nach vorn-oben führen (Bild 2).
Achtung: Während der Belastung immer ausatmen.
Wirkung: Kräftigung der Bauchmuskulatur

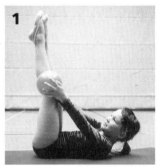

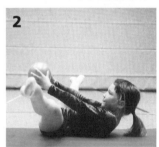

18 *Kräftigung der Bauchmuskulatur*
In der Rückenlage die Beine anstellen und die Fersen gegen den Boden drücken. Der Ball wird mit beiden Händen gehalten. Ein Bein bis in die Senkrechte anheben. Die Arme langsam zum Fuß oder seitlich nach vorn-oben schieben. Dabei nicht den Kopf neigen.
Wirkung: Kräftigung der Bauchmuskulatur

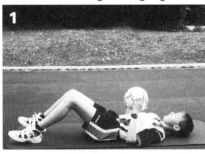 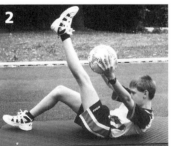

19 *Kräftigung der seitlichen Rumpfmuskulatur*
In Seitlage den Ball zwischen den Unterschenkeln einklemmen. Der obere Arm stabilisiert diese Position vor dem Körper. Die gestreckten Beine heben den Ball etwas an.
Achtung: Das Becken sollte senkrecht bleiben und darf während der Belastung nicht kippen.
Wirkung: Kräftigung der seitlichen Rumpfmuskulatur und der Gesäßmuskulatur

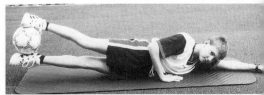

4.7 Partnerübungen

Partnerübungen erfordern ein stabiles Vertrauensniveau. Auf den Partner muss man sich hundertprozentig verlassen können. Besteht diese Grundlage, dann werden Partnerübungen mit großer Freude trainiert.

■ **Dehnungsübungen mit Partner**

1 Dehnung der Rückenmuskulatur

Ein Partner A liegt in Rückenlage und führt die deutlich gebeugten Beine hinter den Kopf in Richtung Boden. Der Partner B sichert die Dehnposition, damit A nicht auf den Halswirbelsäulenbereich überrollt (Bild 2).
Achtung: Die Beine nicht strecken, da sonst das Längsband überdehnt wird. Wird der Rumpf »überrollt«, drückt das ganze Körpergewicht auf die Halswirbelsäule. Presst der Partner B die Beine von A sogar nach unten, besteht der »Tatverdacht einer Körperverletzung«.
Wirkung: Dehnung der Rückenmuskulatur und Mobilisation der Wirbelsäule

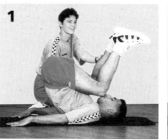
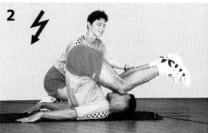

2 Dehnung der Oberschenkelrückseite

Ein Partner A liegt in Rückenlage. Ein Bein ist gestreckt. Das andere Bein ruht auf der Schulter von Partner B. B fixiert das durchgestreckte Kniegelenk und richtet sich langsam auf.
Bemerkung: A teilt dem Partner ständig mit, ob die Dehnung verstärkt werden kann oder nicht.
Wirkung: Dehnung der Oberschenkelrückseite

3 Dehnung der Oberschenkelvorderseite

Ein Partner A liegt auf dem Boden, die Stirn ruht auf den Unterarmen. Ein Bein liegt gestreckt auf der Unterlage. Der Partner B greift das andere Bein und führt es sanft nach hinten-oben. Die andere Hand von B kontrolliert, ob die Hüfte auch wirklich am Boden bleibt.
Wirkung: Dehnung der Lenden-Darmbeinmuskulatur und der Oberschenkelvorderseite

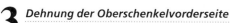
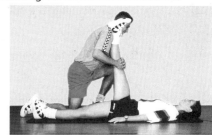
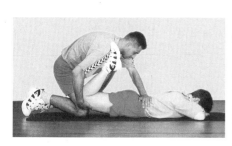

4 Dehnung der Oberschenkelvorderseite

Ein Partner A liegt auf dem Boden, die Stirn ruht auf den Unterarmen. Ein Bein ist gestreckt. Das Becken drückt sanft gegen die Unterlage. Das andere Bein wird zum Gesäß hin gebeugt. Der Partner B greift oberhalb des Knies den Oberschenkel und hebt das Knie sanft und langsam an. B achtet darauf, dass das Becken nicht ausweicht, also zu Seite wegkippt.
Bemerkung: A teilt dem Partner ständig mit, ob die Dehnung verstärkt werden kann oder nicht.
Wirkung: Dehnung der Oberschenkelvorderseite

5 Dehnung der Adduktoren

Ein Partner A liegt in Rückenlage. Die Beine sind gebeugt und die Fußsohlen werden gegeneinander gelegt. Der Partner B drückt die Knie vorsichtig (!) in Richtung Boden. Da die Adduktoren verschiedene Anteile besitzen, muss der Fußwinkel verändert werden.
Bemerkung: A teilt dem Partner ständig mit, ob die Dehnung verstärkt werden kann oder nicht.
Wirkung: Dehnung der Adduktoren

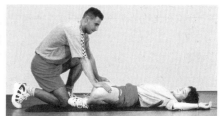

■ *Kräftigungsübungen mit Partner*

1 *Kräftigung der Rückenmuskulatur*
Der Übende A wird im Kniestand vom Partner B an den Unterschenkeln fixiert. A nimmt die Hände in Nackenhalte und drückt sanft die Schulterblätter gegeneinander. Mit geradem Rücken wird der Oberkörper in der Hüfte nach vorn gebeugt.
Geübte können dazu den Rumpf langsam rotieren (Bild 2).
Wirkung: Kräftigung der Rückenmuskulatur

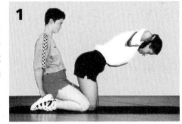 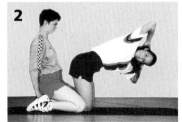

2 *Kräftigung der Rückenmuskulatur*
Ein Partner A liegt auf dem Boden, die Stirn ruht auf den Unterarmen. Beide Beine werden im Kniegelenk 90° nach oben gebeugt. Der Partner B hält die Handflächen einige Zentimeter über den Füßen. Der Partner A drückt langsam gegen die Hände, ohne dass B jedoch nachgibt.
Wirkung: Kräftigung der Rücken- und der Gesäßmuskulatur

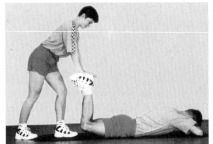

3 *Kräftigung der Rückenmuskulatur*
Ein Partner A liegt auf dem Boden, die Stirn ruht auf den Unterarmen. Die Beine sind gestreckt. Der Partner B hält die Unterarme ein paar Zentimeter über den Waden. Nun drückt Partner A langsam gegen die Unterarme, ohne dass Partner B jedoch nachgibt.
Wirkung: Kräftigung der Rückenmuskulatur

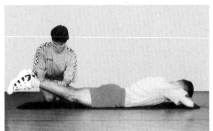

4 *Kräftigung der Rückenmuskulatur*
Der Übende A wird in Bauchlage vom Partner B an den Unterschenkeln fixiert. A legt die Stirn auf die Unterarme und zieht den Bauch ein. Mit geradem Rücken wird der Oberkörper ein wenig angehoben.
Variante: A nimmt die Hände in Nackenhalte und richtet den Oberkörper etwas auf.
Achtung: Den Oberkörper nicht in die Hohlkreuzposition überstrecken.
Wirkung: Kräftigung der Rückenmuskulatur

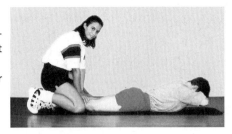

5 *Kräftigung der Bauchmuskulatur*
Die Partner liegen in Rückenlage mit den Füßen gegenüber. Die Unterschenkel sind 90° gebeugt und die Fußsohlen berühren sich, um diese Position zu stabilisieren. Beide Oberkörper nähern sich auf einer Seite. Der Ball wird von einem Partner zum anderen übergeben oder zugeworfen, wenn die Oberkörper langsam optimal zusammengeführt wurden.
Wirkung: Kräftigung der schrägen Bauchmuskulatur

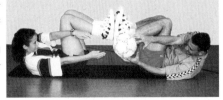

6 *Kräftigung der Bauchmuskulatur*
Ein Partner A liegt in Rückenlage auf dem Boden und greift über dem Kopf die Knöchel vom Partner B. Die Beine von A sind im Knie- und Hüftgelenk 90° gebeugt. Die Lendenwirbelsäule wird aktiv gegen die Unterlage gedrückt. Die Beine werden langsam gestreckt. Wenn die Lendenwirbelsäule sich vom Boden lösen will, ist die optimale Belastungsintensität erreicht. Die Position wird ein paar Sekunden gehalten.
Wirkung: Kräftigung der Bauchmuskulatur

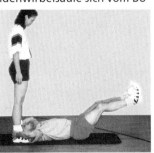

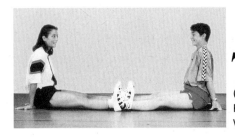

7 *Kräftigung der Adduktoren und Abduktoren*
Die Partner sitzen sich im Grätschwinkelsitz gegenüber. Ein Partner (Beine innen) versucht seine Beine nach außen zu schieben, der andere Partner (Beine außen) versucht seine Beine zu schließen.
Wirkung: Kräftigung der Adduktoren und Abduktoren

4.8 Unfunktionale Übungen

In diesem Kapitel werden Übungen vorgestellt, die den Bewegungsapparat belasten. Werden solche Übungen wiederholt trainiert, wird der Sport »Mord«.

Diese Sammlung ist eine beliebige Auswahl. Sie möchte an wenigen Beispielen grundsätzliche Prinzipien verdeutlichen. Weil die demonstrierten Negativbeispiele entweder den Körper schädigen können oder weil nicht die erhoffte Wirkung erzielt werden kann, sind sie unfunktionale Übungen.

Unfunktionale Übungen:

- belasten Gelenke, Bänder und Muskeln,
- verursachen unerwünschte Nebenwirkungen (z. B. Kreuzschmerzen),
- wirken bei muskulären Dysbalancen mit,
- trainieren unerwünschte Muskelgruppen (z. B. Hüftbeuger anstatt Bauchmuskeln),
- lassen Ausweichbewegungen zu, die den Trainingseffekt reduzieren.

1 Gefährdung der Wirbelsäule

Kinder können Liegestützübungen muskulär häufig nicht bewältigen. Sie fallen dann ins Hohlkreuz und/oder die Schulterblätter kippen nach innen. Durch die Überstreckung des Längsbandes wird eine Hyperlordose unterstützt.

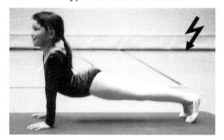

2 Gefährdung der Wirbelsäule

Bei der »Bauchschaukel« greifen die Hände den gleichseitigen Fuß. Damit soll die Rumpfvorderseite und der Bauch gedehnt werden. Tatsächlich besteht die Gefahr, dass die Bandscheiben oder die Wirbel der Lendenwirbelsäule aufgrund der extremen Beugung geschädigt werden.

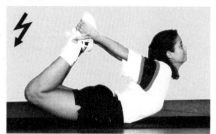

3 Gefährdung der Wirbelsäule

Die »Brücke« findet man hauptsächlich beim Turnen als Mobilisations- und Dehnungsübung. Jedoch führt diese Übung zur Hypermobilisation der Lendenwirbelsäule, zu großen Scherbelastungen in den Wirbelkörpern und zur Überdehnung des Längsbandes.
Obendrein ist eine vielleicht angestrebte Dehnung der Bauchmuskulatur kaum nötig. Da die Bauchmuskulatur zum Verkümmern neigt, sollte sie gekräftigt werden.

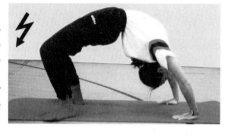

4 Gefährdung der Wirbelsäule

Werden die Beine in Rückenlage gestreckt angehoben und gesenkt, überstreckt (hyperlordiert) häufig die Lendenwirbelsäule. Die Bänder, Wirbel und Bandscheiben können dabei in Mitleidenschaft gezogen werden. Diese Übung wird meistens ausgewählt, um die Bauchmuskulatur zu kräftigen. Tatsächlich kräftigt man aber überwiegend die Lenden-Darmbeinmuskulatur und verstärkt dadurch muskuläre Dysbalancen.

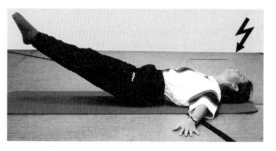

5 Gefährdung der Wirbelsäule

Werden in der Bauchlage Arme und Beine dynamisch angehoben und der Oberkörper stark aufgerichtet, wird die Lendenwirbelsäule überstreckt und belastet.
Durch das Anheben des Kopfes in den Nacken, wird die Hypermobilisation der Lendenwirbelsäule unterstützt.
Korrekturmaßnahmen:
1. Ein Bein in Hüft- und Kniegelenk 90° anwinkeln.
2. Den Kopf in Verlängerung des Rückens halten und mit den Augen zum Boden schauen.
3. Ein Arm, ein Bein und den Oberkörper langsam wenige Zentimeter anheben. Den Arm und das Bein geradlinig nach vorn beziehungsweise nach hinten schieben.

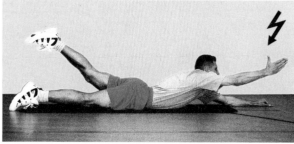

6 Gefährdung der Wirbelsäule

Aus der Bankstellung sollen der rechte Arm und das linke Bein angehoben werden. Die erhofften Wirkungen sind die Kräftigung der Rückenmuskulatur und die Stabilisation des Rumpfes.

Dadurch, dass der Kopf im Nacken überstreckt wird, Arm und Bein über die Rumpfebene angehoben werden und das angehobene Bein sogar seitlich verdreht wird, führt diese Übung zur Hypermobilisation der Lendenwirbelsäule, zu Scherbelastungen in den Wirbelkörpern und zur Überdehnung des Längsbandes.

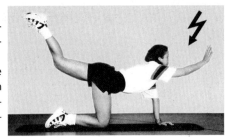

7 Gefährdung der Wirbelsäule

Der stehende Partner zieht den Oberkörper nach oben. Dabei entstehen große Druck- und Zugbelastungen in der Lendenwirbelsäule. Je dynamischer der Partner zieht, desto gefährlicher wird diese Übung.

Bemerkung: Auch die erhoffte Dehnwirkung der Arm-Schulter-Rumpf-Region wird durch die Muskelkontraktion des liegenden Partners erschwert.

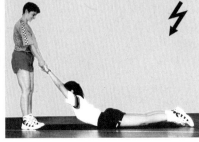

8 Gefährdung der Wirbelsäule

Der stehende Partner wirft die Beine vom liegenden Partner nach unten. Wenn die Beine abgebremst werden, kommt es häufig zu einer Hohlkreuzstellung und es entstehen große Druck- und Zugbelastungen in der Lendenwirbelsäule. Je dynamischer der Partner wirft, desto gefährlicher wird diese Übung.

Bemerkung: Auch die erhoffte Kräftigung der Bauchmuskulatur findet obendrein kaum statt, da mit dieser Übung vorwiegend die Lenden-Darmbeinmuskulatur gekräftigt wird.

9 Gefährdung der Wirbelsäule

Im Langsitz drückt der Partner den Oberkörper dynamisch nach vorn. Die erhoffte Wirkung ist die Dehnung der Oberschenkelrückseite.

Bemerkung: Je schwungvoller diese Übung versucht wird, desto gefährlicher ist sie. Denn durch den langen Hebel der Beine, kann die »schwächste Stelle«, die Lendenwirbelsäule stark belastet werden. Dabei wird das Längsband überdehnt und die Wirbelgelenke können »ausgehebelt« werden.

Übrigens: Auch der Partner steht in einer wirbelsäulenbelastenden Position.

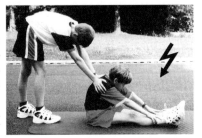

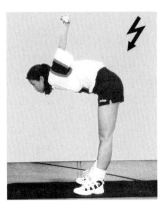

10 Gefährdung der Wirbelsäule

Die Überstreckung des Oberkörpers nach hinten führt zur starken Druckbelastung der Bandscheiben und zur Überdehnung des Längsbandes.

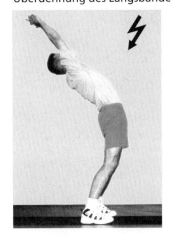

11 Gefährdung der Wirbelsäule

Wird der Oberkörper bei gestreckten Beinen dynamisch nach vorn geneigt und die Arme schwungvoll nach hintenoben gezogen, entstehen starke Zug- und Druckbelastungen der Bandscheiben der Lendenwirbelsäule und eine Überdehnung des Längsbandes. Außerdem wird auch das Schultergelenk leicht überdehnt.

12 Schlechte Dehnung

Mit dieser Übung soll die Wadenmuskulatur gedehnt werden.

Die Position erschwert jedoch ein effektives Dehnen. Die Muskeln müssen im Ursprung und Ansatz optimal entfernt werden. Deutlich besser gelingt die Übung, wenn der Oberkörper ganz aufgerichtet, das Becken nach vorn geschoben, das Knie gestreckt und die Ferse nach hinten gegen den Boden gedrückt wird.

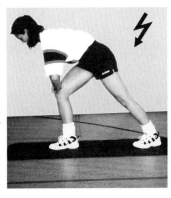

5 Rückenschule in verschiedenen Sportarten

Dem Schulsport und vielen Sportarten sind durch den Lehrplan allgemeine und sportartspezifische Lernziele zugeordnet. Aus diesem Grunde könnte der Eindruck entstehen, dass für die Sportarten sinnvolle Lernschritte quasi vorgegeben sind, die mal spielerisch, mal handlungsorientiert vermittelt werden und wenn eine gebotene Vielfalt im Angebot eingehalten wird. Wird mit Hilfe von altersgemäßen Übungs- und Spielreihen der Unterricht sachlogisch aufgebaut, müsste jede mögliche Kritik schon im Keim erstickt werden können.

Unsere Freizeitkultur erweitert die Palette möglicher Unterrichtsinhalte. Sport soll heute sowohl verschiedene Lüste befriedigen und Spaß bereiten als auch in steigendem Maße erlebnisorientiert zum lebenslangen Sporttreiben anregen.

Die klare Strukturierung in den Sportarten einerseits und die Fülle möglicher Angebote andererseits verführen dazu, **weitere Sinnfragen** zu verdrängen.

Warum eine Übungsreihe so und nicht anders aufgebaut werden darf, scheint keine wirkliche Frage mehr zu sein. Zu eindeutig weisen uns didaktische Lehrweisen mehrere richtige Wege zum Erfolg. Bei vielen Sportarten beschränkt sich die persönliche Entscheidung darauf, welchen der empfohlenen Lehrwege ich persönlich umsetzen möchte.

Am Beispiel Volleyball und Fußball, als typische Sportarten der großen Ballspiele und Tennis, als typische Sportart der Rückschlagspiele, soll exemplarisch und ansatzweise verdeutlicht werden, dass rückenschonendes Training und eine Steigerung des Gesundheitswertes auch in den einzelnen Sportarten möglich ist, wenn die bewegungsanalytischen Gesetzmäßigkeiten beachtet werden.

> *Sind die verschiedenen Sportarten im Sportunterricht gesund? Führt der Sportunterricht zu gesunden körperlichen Aktivitäten?*

Die verschiedenen Sportarten werden anschließend daraufhin untersucht, ob sie Haltungsprobleme verursachen können oder den Bewegungsapparat stützen. Für die Sportarten werden Schwachstellen bzw. Gefahren für Muskeln oder Gelenke sowie rückenschonende Empfehlungen kurz erläutert. Bein- und Armprobleme werden dann erwähnt, wenn sie sich auf den Rumpfbereich auswirken können. Auf weitere mögliche Sportverletzungen wird in dieser Rückenschule nur in Ausnahmefällen eingegangen.

Die Sportarten sind aufgrund des Bewegungsablaufes mehr oder weniger »rückenfreundlich«. Sicherlich müssen andere Faktoren, wie technische Bewegungsqualität oder die Dynamik einer Bewegungsausführung ergänzend berücksichtigt werden, wenn eine Sportart individuell zugeschnitten klassifiziert wird. Obendrein müsste u. a. untersucht werden, ob die Muskulatur vorbereitend trainiert wurde, die koordinativen Fähigkeiten ausgeprägt vorhanden sind und ob die individuellen Faktoren, wie der Körperbau (Körpergröße oder Übergewicht) für eine Sportart von Vor- oder Nachteil sind. Aber grobe Bewertungstendenzen sind zulässig.

- Rückenfreundliche bzw. rückenschonende Sportarten sind z. B.: (Sanfte) Gymnastik, Radfahren, Schwimmen, Skilanglauf, Wandern (Walking).
- Eingeschränkt rückenfreundliche oder bedingt rückenschonende Sportarten sind z. B.: Basketball, Bodybuilding, Dauerlauf, Fitness mit Musik, Tischtennis, Turnen, Fußball, Handball, Volleyball.
- Rückenunfreundliche und sehr rückenbelastende Sportarten sind z. B.: Badminton, Golf, Rhythmische Sportgymnastik, Skifahren über Buckelpisten, Squash, Tennis, Trampolin.

Eine gesundheitsorientierte Sportdidaktik untersucht innerhalb der Übungsreihe oder Trainingseinheit den gesundheitlichen Wert bzw. die Gefahren der jeweiligen Sportart. Folgende Fragen werden in einer gesundheitsorientierten Konzeption gestellt:

- Wo treten gesundheitliche Risiken auf?
- Welche Sportverletzungen wiederholen sich signifikant?
- Wären Sportverletzungen vermeidbar gewesen?
- Wie muss die Unterrichtseinheit in dieser Sportart aufgebaut werden, damit präventiv gesundheitlich wirksame Trainingsreize erzielt werden?
- Wird bei den Vermittlungen der Sportart von Anfang an ein Körperbewusstsein vermittelt, so dass zwar sportartspezifisch trainiert, der Rücken dabei aber schonend aufrecht gehalten wird.

5.1 Volleyball

Da die beliebte Sportart Volleyball ein komplexes Konditionsprofil aufweist, muss das Training vielseitig aufgebaut werden. Vernetzte Spiel- und Übungsreihen sollen Grunderfahrungen in der Sportart vermitteln. Diese methodischen Lehrwege wurden inzwischen exzellent weiterentwickelt.

Viele Handreichungen weisen nicht mit einer Übung auf präventive Gesichtspunkte hin. Obwohl in einem spielgemäßen Konzept solche Empfehlungen immer wieder bei der Schulung des technischen Bewegungsablaufes eingebaut werden könnten.

Zum Beispiel: »Achte bei der Landung darauf, dass der Schwung sanft, mit geradem Rücken, möglichst beidbeinig und federnd abgefangen wird.« Ein geplantes Trainieren der Landung aus verschiedenen Spielsituationen heraus wäre eine sinnvolle Trainingsergänzung. Auch sollten sprunggelenksstabilisierende Trainingsprogramme und koordinative Balanceaufgaben ganzjährig geübt werden.

Volleyball stellt durch die vielen Sprungbewegungen und Rotationen für die Gelenke und Wirbelsäule eine große Belastung dar. Die muskulären Dysbalancen sind in dieser Sportart relativ leicht zu bestimmen. Die Schwachstellen sind hauptsächlich:

- muskuläre »Verkürzungen« im Beinbereich,
- eine schwach austrainierte Rumpfmuskulatur,
- Verspannungen im oberen Rücken-, Schulterbereich,
- »Verkürzung« der Brustmuskulatur.

Bei der Bewegungsanalyse der Sportart Volleyball erkennt man, dass durch die volleyballspezifischen Krafteinsätze die natürlichen Bewegungsvorgaben der Gelenke und die mechanischen Gesetzmäßigkeiten der Wirbelsäule problematisch strapaziert werden. So können Überstreckungen der unteren Lendenwirbelsäule (Bogenspannung) wie ein Rundrücken im oberen Rumpfbereich (z. B. bei der Ballannahme) zu Beschwerden in dieser Region führen. Daneben beobachtet man rückenbelastende Rotationsbewegungen und stumpfe Landungen auf hartem Boden mit Stoß- und Druckbelastungen für die Bandscheiben und die Wirbelsäule. Aus dem Grund sind Rückenschmerzen vermutlich auch die Auswirkung der oben beschriebenen Bewegungsabläufe.

Soll der gesundheitliche Wert in dieser Sportart verbessert werden, dann müssen die vorhandenen Fehler erkannt und soweit möglich korrigiert werden. Die Lehrkraft sollte im Lernprozess gezielt darauf achten, dass der richtige Bewegungsablauf mit der gelenkentlastenden Bewegungsausführung koordinativ gefestigt wird. Darüber hinaus sollten die Schüler für die richtige Körperhaltung sensibilisiert werden, indem die Eigenwahrnehmung, wie sie sich richtig bewegen, bestätigt oder korrigiert wird.

Im pysikalisch-mechanischen Bereich müsste vor allem eine rückenschonende Körperhaltung mit eintrainiert werden. Um zusätzlich das Herz-Kreislauf-System zu verbessern, sollte ein geplantes Ausdauertraining möglichst am Stundenende erfolgen.

5.2 Fußball

Soll der Fußballer zur optimalen Leistung gefördert werden, dann muss der Körper schon im Kindesalter und folgend über Jahre hinweg vernünftig aufgebaut werden. Des Weiteren muss sich der Bewegungsapparat zwischen den Wettkämpfen und vor den Spielen regenerieren können. Um Verletzungen vorzubeugen, sollten vielfältige Bewegungsvarianten und koordinative Aufgabenstellungen das Trainingsprogramm ergänzen. Sie sind notwendig, um in Wettkampfsituationen rechtzeitig Gefahren zu erkennen und ausweichen zu können.

Schon im Training sollte unfaires Attackieren und überhartes Zweikampfverhalten gerügt werden. Stabilisierende Übungen für die Fußgelenke sollten ganzjährig ins Trainingsprogramm integriert werden. Barfüßiges Spielen auf Sand oder Rasen bieten hierfür gute Möglichkeiten. Da diese Trainingsformen die Achillessehne stark beanspruchen, sollten sie nicht zu umfangreich sein und nicht ohne zwischenzeitlicher Wadendehnung wiederholt werden.

Beim Fußball sind die hauptsächlichen muskulären Dysbalancen gut bekannt. Die starken Wettkampf- und Traingsbelastungen wirken sich insbesondere auf Lendenwirbelsäule und teilweise damit zusammenhängend auf die Beinmuskulatur aus. Sie entsprechen ungefähr der auf Seite 23 beschriebenen Problemzonen. Diese muskulären Verkürzungen und Abschwächungen verhindern die optimale Leistungsentfaltung und können bei weiteren Belastungen besonders wegen der Beckenkippung nach vorn zu Verletzungen führen.

Die Lenden-Darmbeinmuskulatur wird beim Fußballtraining ausreichend trainiert. Da dieser Muskel aufgrund der Muskelfaserstruktur zum Verkürzen neigt, wäre ein zusätzliches Krafttraining sogar problematisch. Denn erstens entwickeln sich große Zugspannungen an der Lendenwirbelsäule, zweitens entstehen bei vielen Hüftbeugekraftübungen Überstreckungen an den unteren Wirbelgelenken. Aufgrund der langen Hebel und der Zugbelastung der verkürzten Hüftbeugemuskulatur ist eine Hyperlordose und der Beginn eines verletzungsprovozierenden Teufelskreises absehbar.

Eine weitere verletzungsgefährdete Problemzone beim Fußball stellen die Adduktoren dar. Dabei handelt es sich um eine Gruppe von fünf nebeneinander liegenden Muskeln mit unterschiedlicher Länge. Dementsprechend müssen auch alle Adduktorenanteile gedehnt werden, um Verletzungen vorzubeugen. Aus diesem Grund muss die Fußstellung und der Winkel bei Adduktorendehnungen variiert werden (vgl. Seite 63).

Ein paar Vorschläge sollen nachfolgend angefügt werden. Will ein Fußballtrainer seine Spieler gesund und leistungsfähig halten, sollte er ...

- vor dem Krafttraining die Antagonisten der zum Abschwächen neigenden Muskeln dehnen, um das Risiko von Muskelverhärtungen und Verletzungen durch primärpräventive Maßnahmen zu reduzieren. Denn eine Dehnung des Antagonisten verringert die Muskelspannung beim abgeschwächten Agonisten. Speziell beim Fußballer sollte vor einem intensiven Sprinttraining der Quadrizeps gedehnt werden.
- in regelmäßigen Abständen die Bauchmuskulatur kräftigen, den Rückenstrecker mobilisieren und dehnen und die Rumpfmuskulatur stärken.

Bevor jedoch bei (häufig) verletzten Fußballern eine Therapie und rehabilitative Maßnahmen ergriffen werden, ist eine sichere Diagnose zu erstellen, um Ursachen auszuschließen, die nicht mit muskulären Dysbalancen begründet werden können.

Fußballer sollten obendrein wissen, dass Muskelverletzungen der Oberschenkelmuskulatur durch Zug-, Druckbelastungen von der Wirbelsäule verursacht werden können. So manche Oberschenkelzerrung ist also das Resultat von unharmonischen Kraftverhältnissen in der Lendenwirbelregion. Daneben ist anzunehmen, dass die Störung des muskulären Gleichgewichts auch die koordinativen Fähigkeiten negativ beeinflusst. Ein Spieler verliert dadurch an Spielwitz oder kann das, was er im Kopf will, nicht mit den Beinen umsetzen.

5.3 Basketball

Durch die Sportart Basketball wird weder die Beweglichkeit noch die Haltemuskulatur wesentlich verbessert. Die häufigen Sprungbelastungen und die stumpfen Landungen erfordern eine durchtrainierte Rumpfmuskulatur. Aus diesem Grund sollte ergänzend die Haltemuskulatur systematisch gedehnt und stabilisiert werden. Da große Menschen natürlicherweise lange Hebel besitzen, besteht bei ihnen eine höhere Wahrscheinlichkeit, dass sie bei unergonomischen Bewegungen oder belastenden Aktionen ihren Bewegungsapparat schädigen.

5.4 Handball

Handball ist ein körperbetontes Spiel. Um auf die vielseitigen Belastungsvarianten bei der Sportart vorzubereiten, muss die Koordinationsleistung mittels vieler Balance- und Hüpfübungen ständig trainiert werden. Um muskuläre Dysbalancen auszugleichen, ist eine gezielte Kräftigung der Beinbeuger empfehlenswert. Natürlich müssen alle wichtigen Beinmuskeln regelmäßig gedehnt werden.

Die Dynamik beim Wurf stellt eine große Belastung für den Schulterbereich dar.

Um Verletzungen zu vermeiden, sollten insbesondere die richtigen Falltechniken von allen Spielern beherrscht werden, was bei den anderen großen Ballspielen nur bei den Torleuten erforderlich ist. Daneben sollte die obere Rumpfmuskulatur intensiver gekräftigt und gedehnt werden, damit sie den ständigen Zerr-, Stoßbelastungen gewachsen ist.

5.5 Tennis, Badminton, Squash

Die Rückschlagspiele gehören zu den beliebtesten Sportarten. Der komplexe Erwerb technischer Fertigkeiten ist langwierig, weil die einzelnen Körperteilbewegungen mit den verschiedenen Schlagtechniken koordiniert werden müssen. Deshalb wurden vielleicht in der Vergangenheit muskuläre Defizite und Bewegungsbelastungen wenig thematisiert.

Dabei beansprucht der ständige Wechsel von beschleunigenden, abbremsenden und rotierenden Kräften den aktiven und passiven Bewegungsapparat intensiv.

Eine gute Schlagtechnik vermindert belastende Überstreckungen und Verdrehungen des Rumpfes. Dadurch können Scherkräfte an den Wirbelgelenken sowie die negativen Folgen einer hypermobilen Wirbelsäule deutlich verringert werden.

Die Rückschlagspiele wiederholen einseitig spezielle Bewegungsabläufe. Da Squash, Badminton und Tennis durch den gesteigerten Hallenbau ohne große Fahrtwege ganzjährig betrieben werden können, belasten einseitige Bewegungsabläufe den Bewegungsapparat und die betroffenen Gelenke ebenfalls ganzjährig. Die monotone Schlagbewegung bei hohen Wiederholungszahlen kann zu Überbelastungserscheinungen und speziellen Sportverletzungen, wie den »Tennisellenbogen« führen.

Ausgleichende Übungen könnten vermeiden helfen, dass Überbelastungen die Gelenke und Muskeln schädigen. Dementsprechend könnten regenerative Pausen und Dehnübungen negative Symptome, wie den Tennisellenbogen, abwenden.

5.6 Schwimmen

Von vielen Experten wird Schwimmen als eine der gesündesten Sportarten anerkannt. Im Medium Wasser werden Gelenke und Wirbel günstig entlastet. Beim Schwimmen werden viele Muskelgruppen beansprucht und nahezu alle Gelenke bewegt. Die Haltemuskulatur ist weitestgehend befreit von einer körperstabilisierenden Sützfunktion, was vor allem Übergewichtigen zugute kommt. Deshalb hat das Schwimmen auch für rehabilitative Maßnahmen einen großen Stellenwert.

Kraul- und Rückenschwimmen sind fast ohne Ausnahmen empfehlenswert. Bei diesen Schwimmstilen sind zum einen viele (Rumpf-)Muskeln beteiligt, zum anderen wird der gestreckte Rücken abwechselnd be- und entlastet.

Wie in jeder anderen Sportart auch können Überbeanspruchungen den Bewegungsapparat schädigen. Deshalb sollten beim Schwimmen ein angemessenes Aufwärmen und vorbereitende Dehnübungen selbstverständlich sein.

Bei manchen Schwimmstilen können gesundheitliche Risiken auftreten. Das Brustschwimmen, mit hohem Aufrichten des Oberkörpers, verursacht eine starke Lendenlordose. Diese kann vermieden werden, wenn man die Schwimmbewegungen seitlich ausführt. Ein starkes Überstrecken des Kopfes, kann durch die Druckbelastung zu Beschwerden führen.

Eine ernst zu nehmende Fehlbelastung ist die Schwunggrätsche des Brustschwimmers. An der Innenseite des Kniegelenkes können Bänder und Kapsel durch die ständige Reizung geschädigt werden, weil bei der Abspreizbewegung der Wasserwiderstand überwunden werden muss. Je weiter die Beine gespreizt werden, desto problematischer wirken die Kräfte auf das Knie ein.

Gemäß der Hebelverhältnisse muss die eingesetzte Energie vom Innenband gehalten werden. Vermeidbar sind negative Trainingseffekte, wenn diese Grätsche enger ausgeführt wird oder zwischenzeitlich durch einen anderen Beinschlag ersetzt wird.

Beim Delphin- und Kraulstil können Überbelastungsprobleme im Schultergelenk auftreten.

5.7 Radfahren

Ein runder, stromlinienförmiger »Sportrücken« sollte vermieden werden. Lenker- und Sattelhöhe sind auf die individuellen Körpermaße einzustellen, so dass der Rücken gerade gehalten werden kann. Die Sitzhöhe ist richtig eingestellt, wenn sich die Ferse im tiefsten Punkt auf dem Pedal befindet und das Bein dabei beinahe durchgestreckt ist.

Während der Fahrt sollte der Oberkörper nicht hin- und herschwanken oder rotieren. Die Beine dürfen nicht nach außen verdreht werden. Die Lenkerbreite sollte der Schulterbreite entsprechen. Eine engere Griffbreite zwingt zum Rundrücken. Die Haltearbeit am Lenker unterstützt Verspannungen der Schulter-Oberer-Rumpf-Region. Dieser Bereich sollte ausgleichend gedehnt werden.

Empfehlenswert sind gelenkschonende Dämpfungssysteme moderner Räder, die die belastende Wirkung der Unebenheiten abschwächen können.

Den präventiven und rehabilitativen Nutzen gegen Bewegungsmangelkrankheiten bietet das Radfahren durch die individuelle Abstufungsmöglichkeit der Belastungsintensität. Auch Übergewichtige oder orthopädisch vorgeschädigte Personen können aufgrund der Entlastung des Stütz- und Bewegungsapparates schonend trainieren.

5.8 Jogging, Walking

Ein vernünftiges Lauftraining hat einen hohen Gesundheitswert für das Herz-Kreislauf-System. Die schonendste Form für die Gelenke ist das Walking.

Dabei soll versucht werden, die Schultern und Arme während der Aktivität nicht zu verkrampfen.

Weil der Fuß das Fundament ist, auf dessen Grundlage Kräfte wirken und weitergegeben werden, sollte das Dauerlaufen mit passenden Schuhen, die ein Fußgewölbe besitzen, stabilisiert werden. Insbesondere auf eine gut dämpfende Sohle sollte beim Einkauf geachtet werden. Übergewicht und jede Fehlhaltung wirken sich auf den Bewegungsapparat negativ aus. Eine vorbeugende, kräftigende Fußgymnastik bekommt deswegen genauso Bedeutung wie die ideale Passform der Schuhe.

> Tipp: Hin und wieder barfüßig auf Sand oder Rasen laufen, das kräftigt das Fußgewölbe.

Kontrolliertes Laufen führt normalerweise nicht zum Gelenkverschleiß. Gleichwohl lässt sich epidemiologisch feststellen, dass je länger die Laufstrecke wird, desto belastender äußern sich Überbeanspruchungen. Knie- und Hüftgelenke wie die Achillessehnen können starke Schmerzen bereiten. In diesem Zusammenhang muss auf die hohe Bedeutung von Dehnübungen für Läufer hingewiesen werden. Sowohl vor als auch nach dem Laufen.

Der Fuß sollte geradlinig aufgesetzt werden, d. h. die Zehen zeigen bei jedem Schritt nach vorn. Der Oberkörper darf beim Laufen nicht rotieren. Der geradlinige Armeinsatz soll die Laufbewegung unterstützen. Die Arme dürfen infolgedessen nicht vor dem Körper verdreht werden.

Die Rumpfmuskulatur wird beim Laufen nicht gekräftigt. Bei jedem Schritt muss aber die Stoßbelastung im Rumpfbereich aufgefangen werden. Daher ist eine ergänzende Rückenschule zu empfehlen.

5.9 Turnen, Rhythmische Sportgymnastik

Beim Turnen und in der Rhythmischen Sportgymnastik erfahren die Sportler die Ästhetik von Körperbewegungen am eigenen Leib.

Auf Grund der internationalen Ansprüche im Hochleistungssport beginnt früh eine Talentsichtung und systematisches Training. Erfolgt ein breit angelegtes Aufbautraining, verringern sich die negativen Auswirkungen des spezialisierten Kader-Hochleistungssports. Es bleibt dennoch eine Dilemmasituation zwischen der gesundheitlichen und sozialen Fürsorgepflicht einerseits und andererseits dem (Trainer-) Wunsch, die optimale Leistung den (Kinder-) Sportlern abzuverlangen.

Pädagogisch betrachtet ist eine gesundheitsbelastende, elitäre Kaderschmiede immer fragwürdig. Vielseitige, breit fördernde Bewegungsangebote sind kindgemäßer als eine frühe Spezialisierung, um ein international erreichtes Niveau ebenso erzielen zu können.

Allerdings schreitet seit einigen Jahren ein Umdenken fort. Die extremen »Gummiübungen«, bei denen Überstreckungen dargeboten werden, die aber stark die Gelenke belasteten, werden von den Wertungsrichtern nicht mehr besonders gewürdigt.

Turnerische und gymnastische Übungen können sowohl die Beweglichkeit als auch die Koordination von (Teil-) Körperbewegungen stark verbessern. Die Gelenke werden vielseitig bewegt. Wird die Rumpfmuskulatur zusätzlich angemessen stabilisiert, dann können diese Sportarten positiv bewertet werden.

Körperliche Belastungen, die in der Wirtschaft durch Jugendarbeitsschutzbestimmungen verboten sind, dürfen im Leistungssport beim Turnen oder der Rhythmischen Sportgymnastik nicht unbegründet erlaubt werden.

Besonders die Turner klagen nach einigen aktiven Jahren häufig über Beschwerden im Wirbelsäulenbereich. Durch die ausgeprägte Überstreckung, die Hyperlordose im Lendenwirbelsäulenbereich, bestehen hier besonders hohe Risiken für die Gesundheit. Daher sollte die stützende Rumpfmuskulatur gezielt trainiert werden, bevor Sprungübungen und Landungen, teilweise aus beachtlicher Höhe, die Wirbelsäule irreversibel schädigen.

Vorwiegend beim Gerätturnen belasten die Abgänge aus großer Höhe enorm den Bewegungsapparat. Im Training, Unterricht und Wettkampf reduziert man diese Gefahrenzone, wenn man konsequent weiche Landungsmatten verwendet.

5.10 Bodybuilding

Ein gesteigertes Körperbewusstsein, der Wunsch nach einem durchgestylten Body treibt viele Menschen in die Fitnesscenter. Von unserer Gesellschaft werden eisenstemmende Fitnessstudiobesucher längst akzeptiert. Besonders ehrgeizige Sportler setzen sich Trainingsbelastungen in eigener Regie aus, die ihr Körper nicht verkraften kann. Dabei sollte vor Aufnahme eines Krafttrainings eine sportmedizinische Untersuchung erfolgen, um Schwachstellen wie z. B. Skoliose oder Wachstumsstörungen herauszufinden.

Krafttraining mit Hanteln und Fitnessgeräten im Kindesalter ist aufgrund der noch nicht geschlossenen Wachstumsfugen auf keinen Fall zu empfehlen. Erst ab 14 Jahren kann es unter verantwortungsvoller Anleitung durch den Lehrer oder Trainer mit richtiger Hebetechnik erfolgen.

Auch ältere und erwachsene Personen sollten erst dann an Hanteln gehen, wenn die Rumpfmuskulatur zuvor auf entsprechende Belastungen vorbereitet wurde und eine gründliche sportmedizinische Untersuchung grünes Licht gibt.

Ganz ohne Zweifel kann mit Hilfe von Hanteln und Fitnessgeräten rasch die Skelettmuskulatur trainiert werden. Allerdings auch ohne Vorschädigung besteht eine große Gefahr, dass Rückenschmerzen durch eine unsaubere Übungsausführung (z. B. Training mit rundem Rücken) auftreten. Bevor mit großen Gewichten gearbeitet wird, muss die Hebetechnik oder die richtige Bewegungsausführung an einem Fitnessgerät sicher sitzen. Eine qualifizierte Fachkraft sollte obendrein die Bewegungstechnik kontrollieren.

Das Training an neuen Geräten muss auch im fortgeschrittenen Trainingszustand technisch einwandfrei erlernt und bei der Anwendung überprüft werden. Feste Schuhe, bei Hebetechniken mit Fersenkeil sind ebenfalls wichtig. Die exakte Einweisung in die richtige Hebetechnik ist Voraussetzung für das Training, um Verletzungen, z. B. einen Bandscheibenvorfall, zu vermeiden.

Glossar

Abduktoren Muskelgruppe, die das Abspreizen bzw. Wegführen der Beine ermöglicht.

Adduktoren Muskelgruppe, die das Anziehen bzw. Heranführen der Beine ermöglicht.

Affiziert Befallen, erkrankt.

Agonist In der Bewegungsrichtung wirkend; Muskel, der eine bestimmte, dem Antagonisten entgegengesetzte Bewegung ausführt. Beispiel: Quadrizeps und Ischiocrurale Muskelgruppe.

Anatomie Aufbau und Struktur des Körpers.

Äquivalent (funktionales) Ersetzt die Funktion gleichwertig.

Antagonist Der Bewegungsrichtung entgegenwirkende Muskeln; Gegenspieler.

Arthrose Gelenkverschleiß.

Cool-down Abwärmen, Entmüdung nach Belastung.

Degenerativ Hängt mit dem Verfall sowie Abbau von Zellen und Geweben zusammen.

Diffusion Ohne äußere Einwirkung eintretender Ausgleich von Konzentrationsunterschieden (Moleküle, Ionen) von Orten höherer Konzentration zu Orten niederer Konzentration.

Disposition Anfälligkeit für Krankheiten.

Dysbalance Störung des harmonischen Gleichgewichts.

Endogen Im Körper selbst, von innen kommend (z.B. genetisch bedingt).

Epidemiologie Wissenschaft von der Ursache, Verbreitung und dem Verlauf von Krankheiten.

Extension Streckung (des Gelenks).

Exogen Außerhalb des Organismus entstehend (z.B. Risikofaktoren, die den Körper gefährden, falsche Ernährung, Nikotinmissbrauch usw.).

Extremitäten Die äußeren Gliedmaße wie Arme und Beine.

Extrinsische Motivation Durch fremdbestimmte Werte veranlasst, Beispiel: Die Möglichkeit, dass durch die Aktivität viel Geld verdient werden kann.

Flexion Beugung (eines Gelenks).

FT-Fasern (fast-twitch-fibres) Muskelfasertyp, auch weiße Muskelfasern genannt, der schnell kontrahiert, z.B. Oberschenkelmuskulatur.

Hyperlordose Verstärkte Krümmung der Wirbelsäule nach vorn; krankhaft: Hohlkreuz.

Hypermobilität (Anormale) Überbeweglichkeit eines Gelenks.

Hypomobilität Die Beweglichkeit eines Gelenks ist (anormal) eingeschränkt.

Iliopsoas Lenden-Darmbeinmuskel, Hüftbeuger. Ein häufig verkürzter Hüftbeugemuskel, der von der Lendenwirbelsäule und der Darmbeinschaufel zum kleinen Rollhügel des Oberschenkelknochens verläuft. (Mit- und Gegenspieler zur Bauchmuskulatur).

Intermuskuläre Koordination Zusammenspiel motorischer Einheiten verschiedener Muskeln.

Intramuskuläre Koordination Zusammenspiel zwischen verschiedenen motorischen Einheiten in einem Muskel.

Intrinsische Motivation Durch selbstbestimmte Bedürfnisse veranlasst, Beispiel: Ich will aus innerer Überzeugung etwas für meine Gesundheit tun.

Irreversibel Nicht umkehrbar, nicht rückgängig zu machen.

Ischialgie (Ischias) Wurzelreizsyndrom, bei dem überwiegend ein lateraler Bandscheibenvorfall (meist L_5 oder S_1) Wurzelkompressionsschmerzen auslöst. Je nach betroffenem Wirbelsegment mit Schmerzen im betreffenden Versorgungsgebiet (z.B. Oberschenkelrückseite).

Ischiocrurale Muskelgruppe Muskelgruppe der Oberschenkelrückseite, Kniegelenksbeuger.

Isometrische Kontraktion Spannungsentwicklung des Muskels ohne sichtbare Verkürzung.

Kollagen Stark quellender Eiweißkörper, z.B. im Knorpel (Bandscheibe).

Kompensation Aufhebung einer gestörten Funktion.

Kontraktil Zusammenziehbar (Muskel).

Korrektiv Etwas, was dazu dienen kann, Fehlhaltungen oder Mängel auszugleichen.

Kyphose Verkrümmung der Wirbelsäule nach hinten. Bei Veränderungen in der Jugendzeit (Scheuermannsche Erkrankung) oder im Alter (Osteoporose = Alterskyphose) liegen krankhafte Veränderungen der Wirbelsäule mit Buckelbildungen zugrunde.

Längsband, vorderes und hinteres Lange Bänder zur Stabilisation der Wirbelsäule. Sie erstrecken sich vom Kreuzbein bis zum Schädel vor bzw hinter den Wirbelkörpern entlang und verlaufen z.T. im Wirbelkanal.

Lateral Seitlich, seitwärts.

Lordose Krümmung der Wirbelsäule nach vorn.

Lumbal Zu den Lenden gehörend.

Luxation Verrenkung, Verschiebung zweier durch ein Gelenk verbundener Knochenenden.

Muskelspindel Rezeptoren im Muskel, die die augenblickliche Muskellänge und -spannung wahrnehmen. Sie haben eine wichtige Funktion bei Muskelreflexen.

Muskuläre Dysbalancen Funktionelles Ungleichgewicht zwischen den Muskelgruppen; Störung des harmonischen Zusammenspiels und des Kräftegleichgewichts einzelner Muskeln oder Muskelgruppen.

Neurophysiologie Befasst sich mit den elektophysikalischen Nerv-Muskel-Zusammenspiel und der elektrischen Weiterleitung von Nervenimpulsen.

Orthopäde Facharzt für die Erkennung und Behandlung angeborener oder erworbener Fehler der Haltungs- und Bewegungsorgane.

Pathologisch Krankhaft verändert.

Präventiv Vorbeugend, verhütend.

Prophylaktisch Als vorbeugende Maßnahme gegen z.B. Rückenschmerzen.

Quadriceps Vierköpfiger Muskel der Oberschenkelvorderseite.

Rehabilitation Einen durch Unfall oder Krankheit geschädigten Körper durch geeignete Maßnahmen (in den früheren Stand) wiederherstellen.

Rotation Drehung (von Körperteilen oder des ganzen Körpers).

Segment Teilabschnitt (z.B. die einzelnen Wirbel, der Wirbelsäule).

Skoliose Seitliche Verschiebung der Wirbelsäule.

Somatisch Den Körper betreffend (im Gegensatz zu Geist und Seele).

Spinalnerven Vom Rückenmark ausgehende Nervenbahnen.

ST-Fasern (slow-twitch-fibres) Muskelfasertyp, auch rote Muskelfasern genannt, der langsam kontrahiert, z.B. die Bauchmuskulatur.

Superkompensation (Mehrausgleich) Leistungssteigerung als Folge effektiver Trainingsreize.

Synergisten Muskeln, die bei einer Bewegung zusammenwirken.

Vertebral Zum Wirbel oder zur Wirbelsäule gehörend.

Literaturverzeichnis

Amler, W./Knörzer, W.: Bewegungspausen – in Schule, Beruf und Alltag, Heidelberg 1995.

Anderson, B.: Stretching, Augsburg 1987.

Anrich, C.: Sport und Ganzheit, In: Punkt 7/8 1991, Bundesverlag GmbH (Hrsg.), Witten 1991.

BackUp: Kurzdokumentation zu BackUp-Ergonomie-Konzept, 1997.

Becker, G. E.: Handlungsorientierte Didaktik, Band 1–3, Weinheim/Basel 1988[2]–1991[4].

Beigel, K./Gruner, S./Gehrke, T.: Gymnastik falsch und richtig, Reinbek 1993.

Beilage zum Deutschen Ärzteblatt, Rückenschmerzen, Arzneimittelkommission (Hrsg.), Heft 22 vom 30. Mai 1997.

Bock, H. E.: Gesundheit und Wohlbefinden – aus Sicht des Sports, der Sportwissenschaft und der Sportmedizin, In: Für einen besseren Sport ...: Themen, Entwicklungen und Perspektiven aus Sport und Sportwissenschaft, Gabler, H./Göhner, U. (Hrsg.), Schorndorf 1990.

Böttler, G./Hipp, G./Wieland, T./Willig H.: Bewegung, Spiel und Sport in der Schule, Ministerium für Kultus und Sport Baden-Württemberg.

Breithecker, D.: In die Schule kommt Bewegung, Sinnes- und bewegungsaktives Lehren und Lernen im Lebensraum Schule, In: Haltung und Bewegung 1/95.

Breithecker, D./Weinmann R.: Schule bewegt erleben, Bundesarbeitsgemeinschaft zur Förderung haltungs- und bewegungsauffälliger Kinder und Jugendlicher e.V., 1996.

Brodtmann, D.: Gesundheitserziehung im Schulsport, In: Sportpädagogik (1991), Heft 5.

Bundesgemeinschaft zur Förderung haltungs- und bewegungsauffälliger Kinder BAG (Hrsg.): Lehr- und Übungsbuch Sportförderunterricht, Bonn 1992.

Bundesministerium für Gesundheit: Therapeutische Versorgung von Patienten mit chronischen Kopf-, Rücken- und Tumorschmerzen – Vorschläge und Leitlinien, Bonn 1996.

Bundesverband der Unfallversicherungsträger der öffentlichen Hand (Hrsg.): Modellseminar, Ausgleichsübungen am Arbeitsplatz, München 1997.

Deutscher Sportbund: Die Zukunft des Sports, Materialien zum Kongress »Menschen im Sport 2000«, Schorndorf 1986.

Digel, H. (Hrsg.): Lehren im Sport, Reinbek 1983.

Eberspächer, H.: Sportpsychologie, Reinbek 1982.

Ehni, H. W.: Sport und Schulsport, Schorndorf 1977.

Freiwald, J.: Fitness für Männer, Reinbek 1991.

Freiwald, J.: Prävention und Rehabilitation im Sport, Reinbek 1989.

Frey, G.: Training im Schulsport, Schorndorf, 1981.

Gabler, H./Nitsch, J. R./Singer, R.: Einführung in die Sportpsychologie, Teil 1, Schorndorf 1986.

Gasser, H./Reisen, S.: Sitzhaltungen und Alternativen zum Sitzen im Unterricht, In: Illi, U. (Hrsg.): Sitzen als Belastung, Ismaning 1993.

Göhner, U.: Bewegungsanalyse im Sport, Schorndorf 1987[2].

Grupe, O.: Anthropologische Grundlagen der Leibeserziehung und des Sports, In: Grupe, O. (Hrsg.), Einführung in die Theorie der Leibeserziehung und des Sports, Schorndorf 1980[5].

Grupe, O.: Bewegung, Spiel und Leistung im Sport, Schorndorf 1982.

Grupe, O.: Kulturgut oder Körperkult, Sport und Sportwissenschaft im Wandel, Tübingen 1990.

Grupe, O.: Sport, Theorie der gymnasialen Oberstufe, Schorndorf, Band 1–3, 1981–1988[2].

Kempf, H.-D.: Die Rückenschule, Reinbek 1990.

Klee, A.: Funktionelles Bauchmuskeltraining – von Schülern selbständig entdeckt, In: Lehrhilfen für den Sportunterricht, Schorndorf, 46 (1997), Heft 5.

Knebel, K.-P.: Funktionsgymnastik, Reinbek 1985.

Knebel, K.-P./Herbeck, B./Schaffner, S.: Funktionsgymnastik Tennis, Reinbek 1988.

Kurz, D.: Elemente des Schulsports, Schorndorf 1979[2].

Kurz, W. K.: Die sinnorientierte Konzeption religiöser Erziehung, Würzburg 1989.

Landesarbeitsgemeinschaft für Gesundheitserziehung Baden-Württemberg e.V. (Hrsg.): Gesundheit und Arbeit, Möglichkeit und Grenzen der Gesundheitserziehung in der Arbeitswelt, Freudenstadt 1990.

Landesarbeitsgemeinschaft für Gesundheitserziehung Baden-Württemberg e.V. (Hrsg.): Fit und gesund im Sportverein, Praxishandbuch zum Gesundheitssport für Übungsleiter, Freudenstadt 1991.

Lehrplan für das Fach Sport an den beruflichen Schulen, In: Kultus und Unterricht Ausgabe C, Lehrplanheft 10/89. Hrsg.: Ministerium für Kultus und Sport Baden-Württemberg, Villingen-Schwenningen.

Letuwnik, S./Freiwald, J.: Bodytrainer für Männer: Bauch, Reinbek 1995.

Letuwnik, S./Freiwald, J.: Der Rückentrainer, Reinbek 1994.

Letuwnik, S./Freiwald, J.: Fitness für Frauen, Reinbek 1990.

Meinel, K./Schnabel, G.: Bewegungslehre – Sportmotorik, Berlin 1987[8].

Marées, H. de: Sportphysiologie, Köln 1981[3].

Müller, C.: Zur Bedeutung der Bewegung für die Entwicklung der Kinder, In: Sport Praxis 4/97.

Müller-Wohlfahrt, H. W./Montag, H. J./Diebschlag, W.: Süße Pille Sport, medical concept GmbH, München 1987[3].

Oldenkott, P.: Ärztlicher Rat für Patienten mit Bandscheibenschäden, Stuttgart/New York 1985[4].

Olschewski, A.: Praxis der Rückenschule, Ein ganzheitliches Kursprogramm, Heidelberg 1996.

Pestalozzi, H.: Auszüge aus verschiedenen Schriften, aus: Heinrich Pestalozzi, Werke in acht Bänden, Baumgartner, P. (Hrsg.), Erlenbach-Zürich 1946.

Pieper, H.-G.: Sportschäden beim Schwimmen, In: Lehrhilfen für den Sportunterricht, Schorndorf, 37 (1988), Heft 5.

Preibsch, M./Reichardt, H.: Schongymnastik, München 1989.

Reichardt, H.: Schongymnastik bei Rückenbeschwerden, München 1991.

Reichmann, Udo: Sportiv Thema – Selbstbehauptung und Selbstverteidigung, Leipzig 1996.

Reim, H./Krüger, W.: Sportiv Basketball – Theorie zur Praxis, Leipzig 1996.

Ritter, M.: Bewusste Körperschulung, Das Übungsprogramm für die Wirbelsäule, München 1987.

Roth, K./Willimczik, K.: Bewegungslehre, Reinbek 1983.

Rühl, N.: Die Schule bewegt sich – Anregungen zur Gymnastik im Klassenzimmer, Sinsheim/Düren 1994.

Schmaler, H./Schuster, A.: Funktionelle Übungen für Kinder – aber wie? In: Lehrhilfen für den Sportunterricht, Schorndorf, 43 (1994), Heft 8.

Schiefele, H./Hauser,K./Schneider,G.: Interesse als Ziel und Weg der Erziehung, Überlegungen zu einem vernachlässigten pädagogischen Konzept. In: Zeitschrift für Sportpädagogik 25 (1979).

Sölveborn, S.-A.: Das Buch vom Stretching, München 1983.

Württembergischer Landessportbund (Hrsg.): Sport in der Schule – Für Leistungsstarke? Für Leistungsschwache?, Sportmedizinisches Seminar 1991.